Localización de los Puntos Acupunturales

Sección de estudio y enseñanza de
acupuntura y moxibustión del
Instituto de la Medicina Tradicional China
de Beijing

 **Editorial del Instituto
Latinoamericano de Medicina
Oriental**

Traducción española de
Zhang Jun
y
Zheng Jing

ISBN: 9786942357235

PREFACIO

La terapia acupuntural tiene una historia de más de dos mil años.

La "localización de puntos" es un eslabón clave de dicha terapia. Una exacta localización de puntos es muy importante para obtener un tratamiento acupuntural eficaz. Por eso, hay que sentar, en primer lugar, una buena base en la localización de puntos al aprender esta terapia.

El profesor adjunto Yang Jiasan, médico jefe del departamento de acupuntura del Instituto de Medicina Tradicional China de Beijing ha conseguido conocer la ley en la localización de puntos a lo largo de varios decenios de práctica clínica y de enseñanza, a través del estudio concienzudo de las obras clásicas sobre la acupuntura.

La idea de este libro surgió luego de ver la película documental "Las experiencias de Yang Jiasan en la localización de los puntos acupunturales", que puede servir como materia complementaria para la enseñanza de la acupuntura.

Las características de las experiencias del doctor Yang consisten en que tomando en mayor medida las marcas naturales de la superficie del cuerpo humano, localiza los puntos vecinos de acuerdo con las diversas partes y hace una comparación entre éstos para que se entienda fácilmente y se domine mejor la técnica. Estas características son adecuadas tanto para la práctica clínica como para la enseñanza.

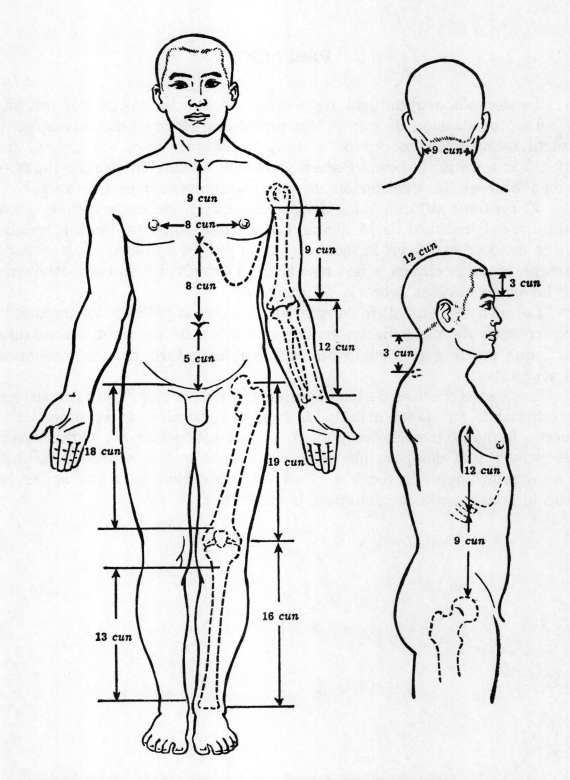

DIVISION PROPORCIONAL DE LAS DIFERENTES PARTES DEL CUERPO

I. METODO DE LOCALIZACION DE LOS PUNTOS DE LOS TRES CANALES YIN DE LA MANO

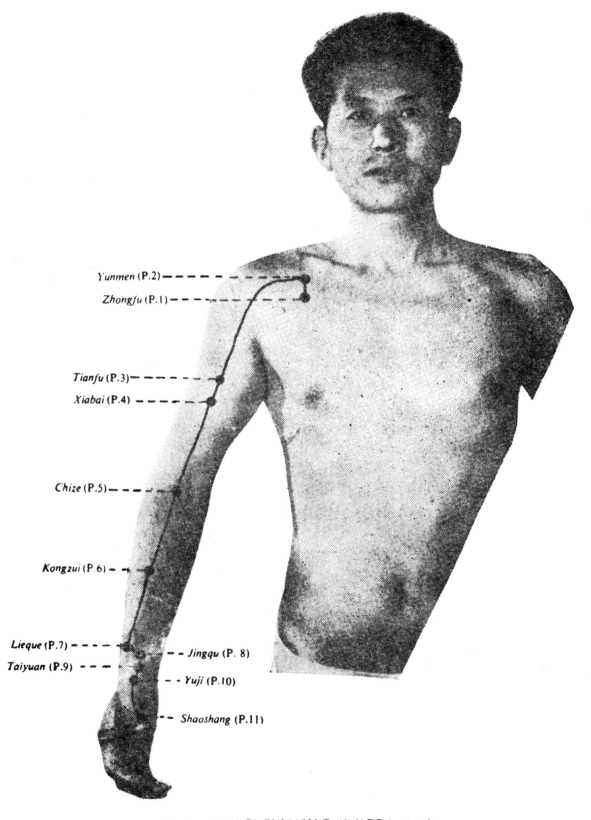

FIG. I CANAL DEL PULMON *TAIYIN* DE LA MANO

1. CANAL DEL PULMON TAIYIN DE LA MANO

Yunmen (P. 2): Está a dos dedos lateralmente del punto medio de la clavícula, a nivel del borde inferior del extremo esternal de la clavícula.

Zhongfu (P. 1): Está a un *cun** directamente por debajo del punto anterior. (Fig. 2)

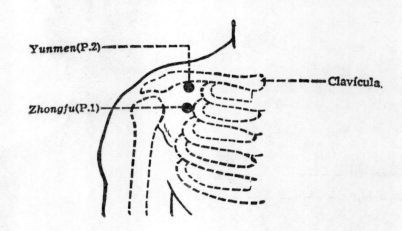

FIG. 2 LOCALIZACION DE *YUNMEN* (P.2) Y *ZHONGFU* (P.1)

La distancia entre el extremo anterior del pliegue axilar y el pliegue transversal del codo es de 9 *cun*.

Tianfu (P. 3): A 3 *cun* por debajo del extremo de la fosa axilar.

Xiabai (P. 4): A 4 *cun* por debajo del extremo de la fosa axilar.

Los últimos dos puntos se hallan en el surco radial del m. bíceps braquial.

Chize (P. 5): En el pliegue transversal del codo, en el lado radial del tendón del m. bíceps.

La distancia entre el pliegue transversal distal de la muñeca y el pliegue transversal cubital es de 12 *cun*.

Kongzui (P. 6): A 7 *cun* por encima del pliegue transversal distal de la muñeca, en el borde interno del radio.

Lieque (P. 7): En el origen de la apófisis estiloide del radio.

Jingqu (P. 8): En el lado interno de la apófisis estiloide del radio, a nivel de la prominencia más alta.

Taiyuan (P. 9): En el pliegue transversal distal de la muñeca, en el lado radial del hueso trapecio.

---

* *Cun*: Distancia entre los extremos de los pliegues de la articulación de la falange del dedo medio flexionado del paciente. (*N. del T.*)

Yuji (P. 10): Detrás de la articulación metacarpofalángica, en el borde radial del hueso metacarpiano.

Shaoshang (P. 11): En el lado radial del dedo pulgar, en la parte posterior al ángulo ungueal.

Nota: Se localizan los puntos de este canal en el borde del hueso, del tendón o en el surco.

Al borde del hueso: Como en el caso de *kongzui* (P. 6), en el lado interno del radio, y de *jingqu* (P. 8) al borde de la apófisis estiloide, en el lado de la palma.

Al borde del tendón: Como *chize* (P. 5), en el lado radial del tendón del m. bíceps braquial y en el pliegue transversal cubital.

En el surco: Como *tianfu* (P. 3) y *xiabai* (P. 4), que están en el surco del lado radial del m. bíceps braquial.

2. CANAL DEL CORAZON SHAOYIN DE LA MANO

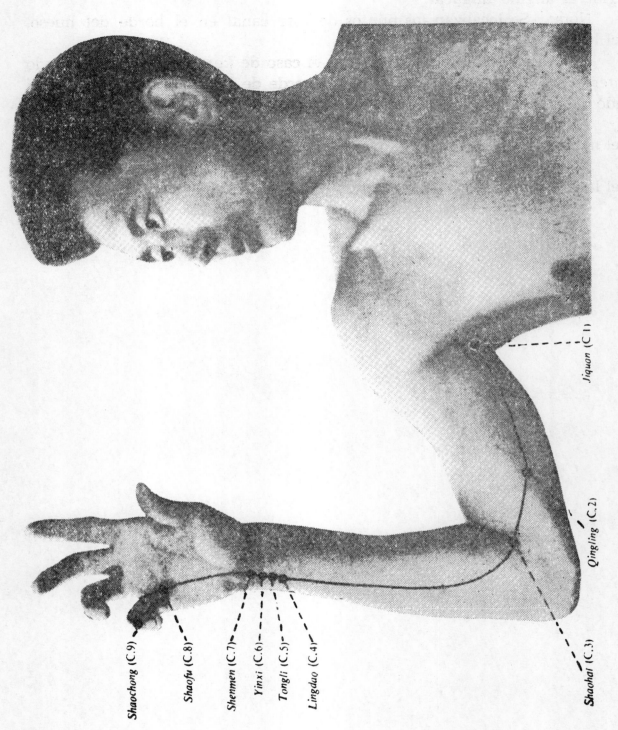

Jiquan (C.1)

Qingling (C.2)

Shaohai (C.3)

Shaochong (C.9)

Shaofu (C.8)

Shenmen (C.7)

Yinxi (C.6)

Tongli (C.5)

Lingdao (C.4)

FIG. 3 CANAL DEL CORAZON *SHAOYIN* DE LA MANO

Jiquan (C. 1): En el centro de la axila, donde palpita la arteria.

Qingling (C. 2): A 3 *cun* por encima del epicóndilo interno del húmero, en el surco interno del m. bíceps braquial, en el lado cubital.

Shaohai (C. 3): Se flexiona el codo y se localiza el punto en el extremo del pliegue cubital.

Lingdao (C. 4), *tongli* (C. 5) y *yinxi* (C. 6): Se divide en tres partes la cabeza cubital, *lingdao* está a nivel del borde inferior, *tongli*, a la mitad y *yinxi* está a nivel del borde superior. (Fig. 4)

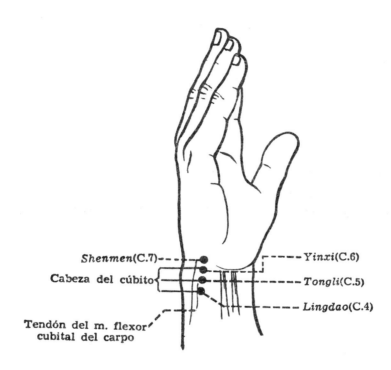

FIG. 4 LA CABEZA DEL CUBITO SE DIVIDE
EN TRES PARTES PARA LA LOCALIZACION

Shenmen (C. 7): En el lado radial del pisiforme, en el primer pliegue transversal de la muñeca. *Shenmen, yinxi, tongli* y *lingdao* están todos al lado radial del tendón del m. flexor cubital del carpo.

Shaofu (C. 8): Entre el cuarto y el quinto metacarpiano, detrás de la articulación metacarpofalángica.

Shaochong (C. 9): En el lado radial del meñique, en la raíz del ángulo ungueal.

Nota: Se localizan los puntos de este canal en el surco, en la extremidad del pliegue o en el borde del tendón.

En el surco: Como el caso de *qingling* (C. 2), en el surco interno del m. bíceps braquial, en el lado cubital, a 3 *cun* por encima del epicóndilo interno del húmero.

En la extremidad del pliegue: Como *shaohai* (C. 3), en la extremidad del pliegue cubital cuando se flexiona el codo.

En el borde del tendón: Como en el caso de *shenmen* (C. 7), *yinxi* (C. 6), *tongli* (C. 5) y *lingdao* (C. 4), en el lado radial del tendón del m. flexor cubital del carpo. Entre cada dos de éstos hay una distancia de 0,5 *cun*.

3. CANAL DEL PERICARDIO JUEYIN DE LA MANO

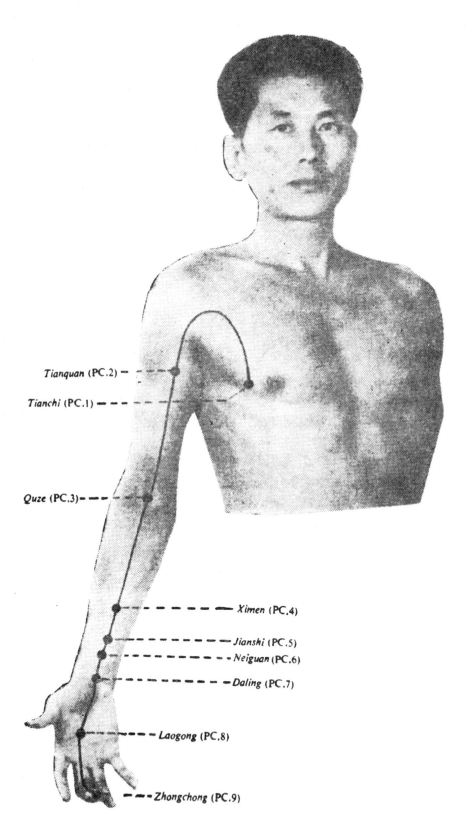

Tianquan (PC.2) –

Tianchi (PC.1) – – –

Quze (PC.3) – – –

— Ximen (PC.4)

— Jianshi (PC.5)

— Neiguan (PC.6)

— Daling (PC.7)

– – Laogong (PC.8)

– – Zhongchong (PC.9)

FIG. 5 CANAL DEL PERICARDIO *JUEYIN* DE LA MANO

Tianchi (PC. 1):   A un *cun* lateralmente a la tetilla.

Tianquan (PC. 2):   A 2 *cun* por debajo del extremo anterior del pliegue axilar, en el centro del m. bíceps braquial.

Quze (PC. 3):   En el lado cubital del tendón del m. bíceps braquial, en el pliegue transversal del codo.

La distancia entre el pliegue transversal del codo y el pliegue transversal distal de la muñeca es de 12 *cun*.

Entre los tendones del m. largo palmar y del m. flexor radial del carpo hay cuatro puntos.

Ximen (PC. 4):   A 5 *cun* por encima del primer pliegue transversal de la muñeca.

Jianshi (PC. 5):   A 3 *cun* por encima del primer pliegue transversal de la muñeca.

Neiguan (PC. 6):   A 2 *cun* por encima del primer pliegue transversal de la muñeca.

Daling (PC. 7):   En el primer pliegue transversal de la muñeca.

Laogong (PC. 8):   Entre el segundo y el tercer metacarpiano, detrás de la articulación metacarpofalángica, en el lado radial del tercer metacarpiano.

Zhongchong (PC. 9):   En la punta del dedo medio.

Nota: Se localizan los puntos de este canal en el centro del músculo, al borde del tendón o entre los tendones.

En el centro del músculo: Como en el caso de *tianquan* (PC. 2), en el centro del m. bíceps braquial.

Al borde del tendón: Como *quze* (PC. 3), en el lado cubital del tendón del m. bíceps braquial, en el pliegue transversal del codo.

Entre los tendones: Como *ximen* (PC. 4), *jianshi* (PC. 5), *neiguan* (PC. 6) y *daling* (PC. 7), entre los tendones del m. largo palmar y del m. flexor radial del carpo.

4. RECAPITULACION

Puntos de acuerdo con las diferentes partes del cuerpo.

(1) Región de las puntas de los dedos: Se localizan en la punta del dedo o en la raíz del ángulo ungueal.

Zhongchong (PC. 9) está en la punta del dedo medio.

Shaoshang (P. 11) y *shaochong* (C. 9) están en la raíz del ángulo ungueal. El primero está en el lado radial del pulgar y el último en el lado radial del meñique. (Fig. 6)

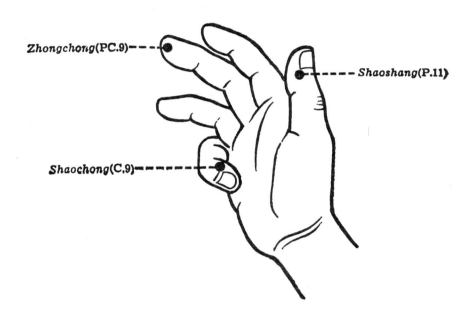

FIG. 6 LOCALIZACION DE PUNTOS EN LA PUNTA DEL DEDO Y
EN LA RAIZ DEL ANGULO UNGUEAL

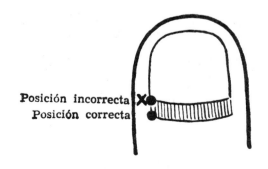

FIG. 7 LOCALIZACION DE PUNTOS
EN LA RAIZ DEL ANGULO UNGUEAL

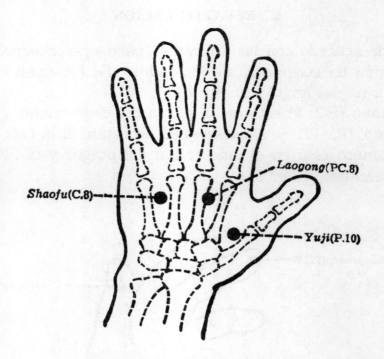

FIG. 8 LOCALIZACION DE PUNTOS DETRAS DE LAS ARTICULACIONES METACARPOFALANGICAS

(2) Región de las articulaciones metacarpofalángicas: Los puntos se localizan detrás de las articulaciones metacarpofalángicas.

Yuji (P. 10) está detrás de la articulación metacarpofalángica del primer metacarpiano, en el borde interno del metacarpiano.

Laogong (PC. 8) está detrás de la articulación metacarpofalángica del segundo y el tercer metacarpiano, en el lado radial del tercer metacarpiano.

Shaofu (C. 8) está detrás de la articulación metacarpofalángica del cuarto y el quinto metacarpiano y entre éstos.

(3) Región de la muñeca: Se localizan los puntos teniendo en cuenta dos huesos, dos tendones y un pliegue transversal.

Los huesos son el trapecio y el pisiforme.

Los tendones son el del m. largo palmar y el del m. flexor radial del carpo.

El pliegue transversal es el primero transversal de la muñeca.

Taiyuan (P. 9) se halla en el borde inferior del trapecio, sobre el lado radial.

Shenmen (C. 7) se halla en el lado radial del pisiforme.

Daling (PC. 7) se halla entre los dos tendones.

Estos tres puntos están en el primer pliegue transversal de la muñeca. (Fig. 9)

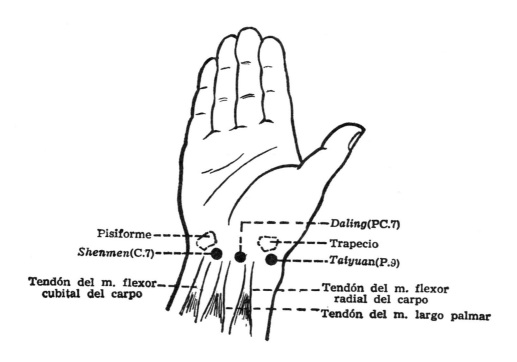

FIG. 9 DOS HUESOS, DOS TENDONES Y UN PLIEGUE TRANSVERSAL COMO REFERENCIA

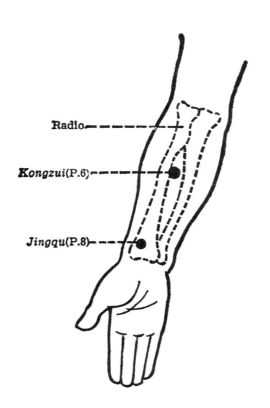

FIG. 10 LOCALIZACION DE PUNTOS AL BORDE DEL HUESO RADIAL

(4) Región del antebrazo: Se localizan los puntos en el borde del hueso o del tendón, o entre los tendones.

En el borde del hueso:

Jingqu (P. 8) está en el lado interno de lo alto de la apófisis estiloide, en el borde del radio.

Kongzui (P. 6) se encuentra a 7 *cun* por encima del primer pliegue transversal de la muñeca y en el lado cubital del radio. (Fig. 10)

En el borde del tendón: Se hallan *shenmen* (C. 7), *yinxi* (C. 6), *tongli* (C. 5) y *lingdao* (C. 4) en el lado radial del tendón del m. flexor cubital del carpo.

Entre los tendones: Se localizan *daling* (PC. 7), *neiguan* (PC. 6), *jianshi* (PC. 5) y *ximen* (PC. 4) entre los tendones del m. largo palmar y del m. flexor radial del carpo. (Fig. 11)

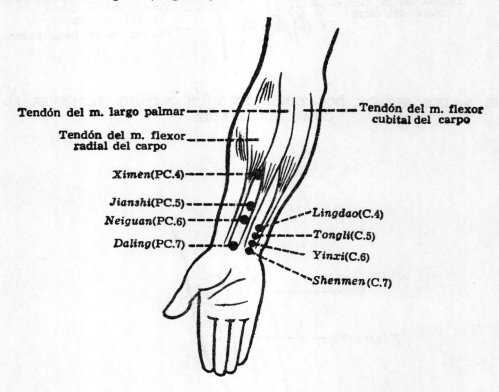

FIG. 11 LOCALIZACION DE PUNTOS EN BORDES DE LOS TENDONES Y ENTRE ESTOS

(5) Región de las articulaciones del codo: Se localizan los puntos en el pliegue transversal, al extremo del pliegue o a ambos lados del tendón.

Chize (P. 5) y *quze* (PC. 3) están en el pliegue transversal cubital, el primero en el lado radial del tendón del m. bíceps braquial, mientras que el segundo, en el lado cubital de dicho tendón. (Fig. 12)

Shaohai (C. 3) se halla en el extremo interno del pliegue del lado cubital cuando se flexiona el codo. (Fig. 13)

(6) Región del brazo: Los puntos se hallan sobre el m. bíceps braquial y en sus dos surcos.

Tianquan (PC. 2) está en el centro del m. bíceps braquial, a 2 *cun* por debajo del pliegue anterior axilar.

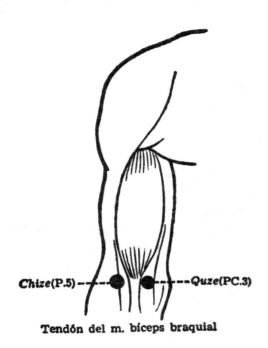

Chize(P.5) - - - - - - - - - Quze(PC.3)

Tendón del m. bíceps braquial

FIG. 12 PUNTOS A LOS LADOS DEL TENDON

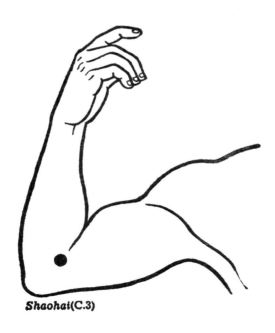

Shaohai(C.3)

FIG. 13 PUNTOS EN EL EXTREMO DEL PLIEGUE

Tianfu (P. 3) y *xiabai* (P. 4) están en el surco del lado radial del m. bíceps braquial. El primero se encuentra a 3 *cun* por debajo del pliegue anterior axilar y el segundo, a 4 *cun* por debajo del pliegue. (Fig. 14)

Qingling (C. 2) está a 3 *cun* por encima del epicóndilo interno del húmero, en el surco del lado cubital del m. bíceps braquial. (Fig. 14)

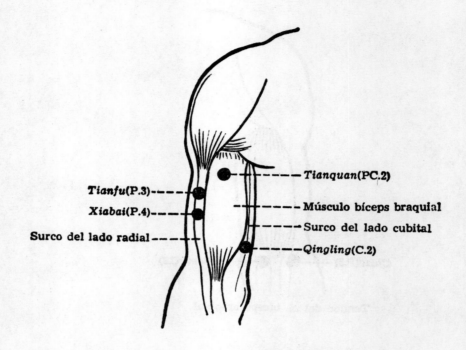

FIG. 14 REFERENCIA: UN MUSCULO Y DOS SURCOS

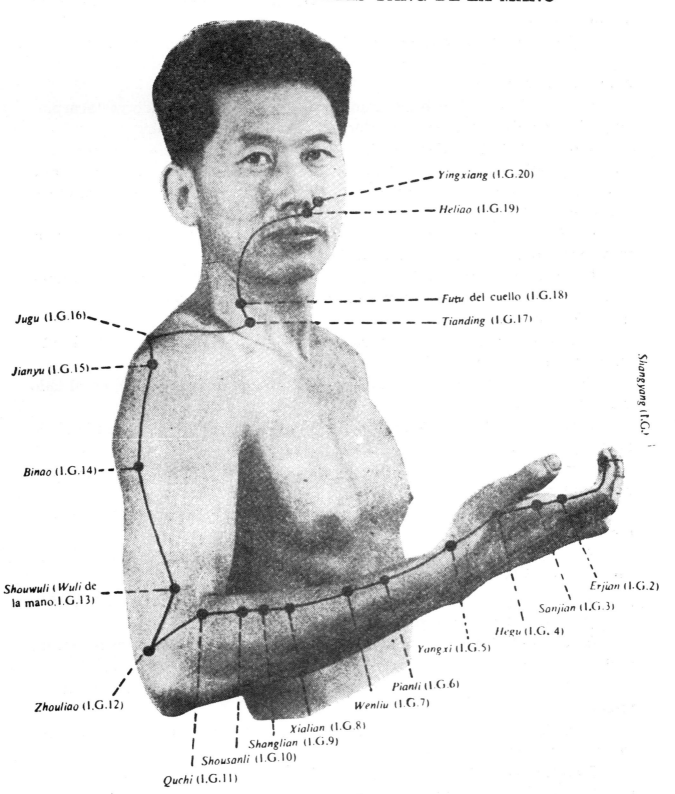

FIG. 15 CANAL DEL INTESTINO GRUESO *YANGMING* DE LA MANO

1. CANAL DEL INTESTINO GRUESO YANGMING DE LA MANO

Shangyang (I.G. 1): En la raíz del ángulo ungueal, en el lado radial del dedo índice.

Erjian (I.G. 2) y *sanjian* (I.G. 3): Respectivamente en la parte anterior y posterior de la articulación metacarpofalángica del segundo metacarpiano, en el lado radial.

Hegu (I.G. 4): Entre las uniones del primero y segundo metacarpiano y el borde de la membrana interdigital del pulgar e índice.

Yangxi (I.G. 5): Flexionado el brazo, con la palma hacia el pecho, el punto se halla entre los dos tendones de la muñeca (en la depresión que hay entre el tendón del m. extensor largo del pulgar y el del m. extensor corto del pulgar).

Quchi (I.G. 11): Con el codo flexionado, el punto está en el pliegue transversal del codo, al lado interno del radio.

La distancia entre *quchi* (I.G. 11) y *yangxi* (I.G. 5) es de 10 *cun*. (Cuando se flexiona el brazo, se acorta la distancia entre el pliegue transversal del codo y *yangxi*)

Shousanli (I.G. 10): A 2 *cun* por debajo del punto *quchi* (I.G. 11), en el lado interno del radio.

Shanglian (I.G. 9): A 3 *cun* por debajo de *quchi* (I.G. 11), en el lado interno del radio.

Xialian (I.G. 8): A 4 *cun* por debajo de *quchi* (I.G. 11), en el lado externo del radio.

Pianli (I.G. 6): A 3 *cun* por arriba de *yangxi* (I.G. 5), en el lado externo del radio.

Wenliu (I.G. 7): A 5 *cun* por arriba de *yangxi* (I.G. 5), en el lado externo del radio.

Zhouliao (I.G. 12): A un *cun* por arriba del epicóndilo externo del húmero, en el borde externo.

Shouwuli (*wuli* de la mano I.G. 13): A 3 *cun* por arriba del epicóndilo externo del húmero, en el borde interno.

Binao (I.G. 14): En el punto donde el extremo inferoanterior del m. deltoides se cruza con el húmero.

Jianyu (I.G. 15): En el hombro, en la depresión por debajo del acromion.

Jugu (I.G. 16): En la depresión entre el extremo acromial de la clavícula y la espina escapular.

Tianding (I.G. 17): A un *cun* por debajo del punto *futu* (I.G. 18). En el músculo esternocleidomastoideo donde se reúnen la cabeza del esternón y la cabeza de la clavícula.

Futu del cuello (I.G. 18):   En el centro del m. esternocleidomastoideo, a nivel del hueso hioides.

Heliao (I.G. 19):   A 0,5 *cun* lateralmente a *renzhong* (*Du.* 26), por debajo del borde interno de las alas de la nariz.

Yingxiang (I.G. 20):   En el surco nasolabial, a nivel del punto medio del borde externo de las alas de la nariz.

Nota: Se localizan los puntos de este canal en ambos lados del hueso:

En posición lateral y con el codo flexionado, *quchi* (I.G. 11), *shousanli* (I.G. 10), *shanglian* (I.G. 9) están en el lado interno del radio, mientras *xialian* (I.G. 8), *wenliu* (I.G. 7) y *pianli* (I.G. 6), en el lado externo. *Zhouliao* (I.G. 12) se ubica en el lado externo del húmero, mientras *shouwuli* (I.G. 13) y *binao* (I.G. 14), en el lado interno.

2. CANAL DEL INTESTINO DELGADO TAIYANG DE LA MANO

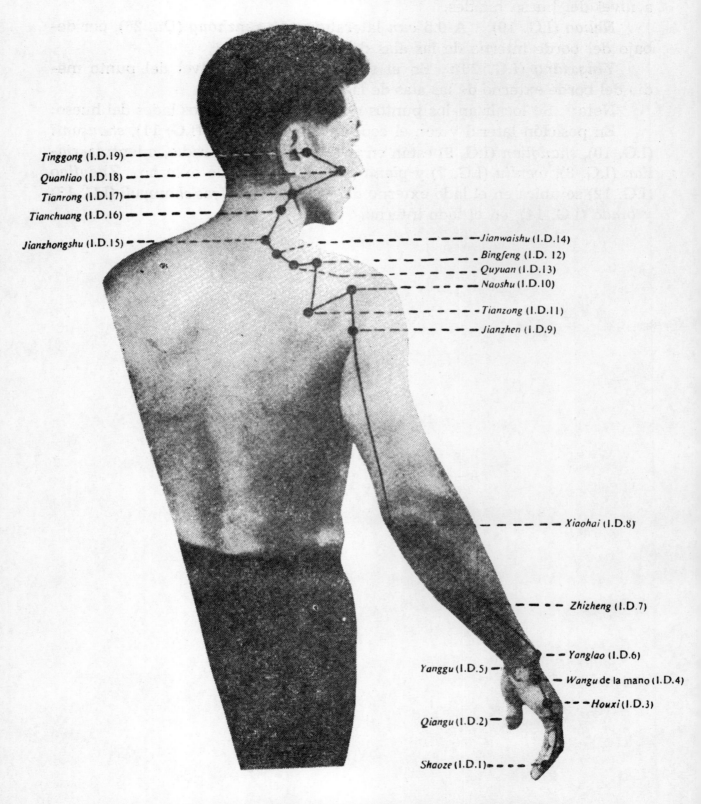

Tinggong (I.D.19)

Quanliao (I.D.18)

Tianrong (I.D.17)

Tianchuang (I.D.16)

Jianzhongshu (I.D.15)

Jianwaishu (I.D.14)

Bingfeng (I.D.12)

Quyuan (I.D.13)

Naoshu (I.D.10)

Tianzong (I.D.11)

Jianzhen (I.D.9)

Xiaohai (I.D.8)

Zhizheng (I.D.7)

Yanglao (I.D.6)

Yanggu (I.D.5)

Wangu de la mano (I.D.4)

Houxi (I.D.3)

Qiangu (I.D.2)

Shaoze (I.D.1)

FIG. 16 CANAL DEL INTESTINO DELGADO *TAIYANG* DE LA MANO

Shaoze (I.D. 1):   En el lado cubital del meñique, en la raíz del ángulo ungueal.

Qiangu (I.D. 2) y *houxi* (I.D. 3):   Se hallan respectivamente en la parte anterior y posterior de la articulación metacarpofalángica del quinto metacarpiano.

Wangu de la mano (I.D. 4) y *yanggu* (I.D. 5):   Están respectivamente en la parte anterior y posterior del hueso triangular.

Shaoze (I.D. 1), *qiangu* (I.D. 2), *houxi* (I.D. 3), *wangu* de la mano (I.D. 4) y *yanggu* (I.D. 5) se encuentran entre la piel blanca y roja.

Yanglao (I.D. 6):   Con la palma hacia abajo, cuando se inclina la mano, el punto se halla en la depresión cerca de la cabeza del cúbito.

Zhizheng (I.D. 7):   A 5 *cun* por arriba de *yanggu* (I.D. 5), en el borde interno del cúbito.

Xiaohai (I.D. 8):   Entre el olécranon y el epicóndilo interno del húmero.

Jianzhen (I.D. 9):   A un *cun* por arriba del pliegue axilar posterior.

Naoshu (I.D. 10):   Directamente por arriba del punto *jianzhen* (I.D. 9), se localiza en el borde inferior de la espina escapular.

Tomando la espina escapular como referencia se localizan los siguientes puntos:

Bingfeng (I.D. 12) a un *cun* por arriba del punto medio del borde superior de la espina.

Tianzong (I.D. 11) a un *cun* por debajo del punto medio del borde inferior.

Quyuan (I.D. 13) a un *cun* lateralmente del extremo medial del borde superior.

Jianwaishu (I.D. 14):   A 3 *cun* lateralmente al borde inferior de la apófisis espinosa de la primera vértebra torácica.

Jianzhongshu (I.D. 15):   A 2 *cun* lateralmente al borde superior de la apófisis espinosa de la primera vértebra torácica.

Tianchuang (I.D. 16):   En el borde posterior del m. esternocleidomastoideo, a nivel del hueso hioides.

Tianrong (I.D. 17):   En el borde anterior del m. esternocleidomastoideo, a nivel del ángulo interno de la mandíbula.

Quanliao (I.D. 18):   En la depresión del borde inferior del arco zigomático.

Tinggong (I.D. 19):   En la depresión anterior del trago.

Nota: Se localizan los puntos de este canal en el centro de la espina escapular, y en sus dos extremos, inferior y superior.

Bingfeng (I.D. 12) está a un *cun* por arriba del punto medio del borde superior de la espina escapular. *Tianzong* (I.D. 11) a un *cun* por debajo del borde inferior. *Naoshu* (I.D. 10), a un *cun* hacia adentro de su borde inferoexterno y *quyuan* (I.D. 13), a un *cun* lateralmente al extremo interno del borde superior de la espina escapular.

3. CANAL SANJIAO SHAOYANG DE LA MANO

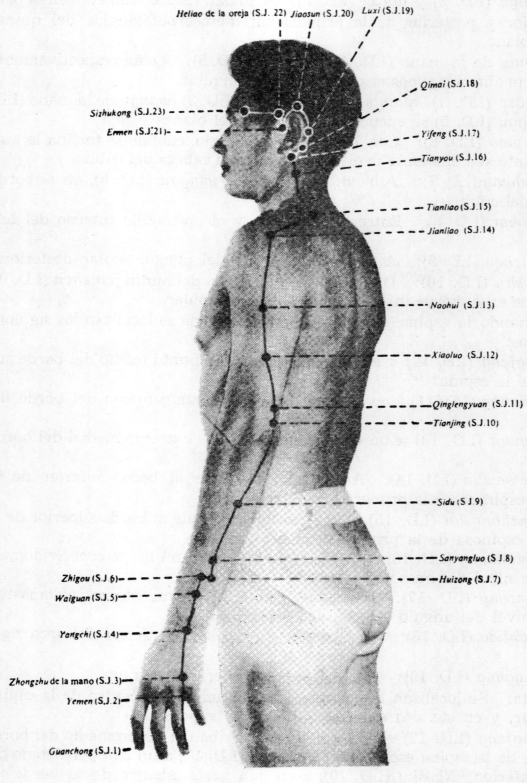

Heliao de la oreja (S.J. 22) *Jiaosun* (S.J.20) *Luxi* (S.J.19)

Qimai (S.J.18)

Sizhukong (S.J.23)

Ermen (S.J.21)

Yifeng (S.J.17)

Tianyou (S.J.16)

Tianliao (S.J.15)

Jianliao (S.J.14)

Naohui (S.J.13)

Xiaoluo (S.J.12)

Qinglengyuan (S.J.11)

Tianjing (S.J.10)

Sidu (S.J.9)

Sanyangluo (S.J.8)

Zhigou (S.J.6)

Huizong (S.J.7)

Waiguan (S.J.5)

Yangchi (S.J.4)

Zhongzhu de la mano (S.J.3)

Yemen (S.J.2)

Guanchong (S.J.1)

FIG. 17 CANAL *SANJIAO SHAOYANG* DE LA MANO

Guanchong (S.J. 1):   Se localiza en el lado externo del dedo anular, en el ángulo ungueal.

Yemen (S.J. 2) y *zhongzhu* de la mano (S.J. 3):   Entre el cuarto y quinto metacarpiano, respectivamente en la parte anterior o posterior de la articulación metacarpofalángica.

Yangchi (S.J. 4):   En el pliegue transversal del dorso de la muñeca, entre los tendones del m. extensor propio del meñique y del m. extensor común digital.

Waiguan (S.J. 5):   A 2 *cun* por arriba del punto *yangchi* (S.J. 4), entre el cúbito y el radio.

Zhigou (S.J. 6):   A 3 *cun* por arriba de *yangchi* (S.J. 4), entre el cúbito y el radio.

Huizong (S.J. 7):   A 3 *cun* por arriba de *yangchi* (S.J. 4), en el lado radial del cúbito.

Sanyangluo (S.J. 8):   A 4 *cun* por arriba de *yangchi* (S.J. 4), entre el radio y el cúbito.

Sidu (S.J. 9):   A 7 *cun* por arriba de *yangchi* (S.J. 4), entre el radio y el cúbito.

Tianjing (S.J. 10):   En la depresión que se encuentra a un *cun* directamente por arriba del olécranon.

Qinglengyuan (S.J. 11):   A 2 *cun* directamente por encima del olécranon.

Xiaoluo (S.J. 12) y *naohui* (S.J. 13):   *Naohui* (S.J. 13) está en el punto de unión del borde posterior del m. deltoides y el húmero. *Xiaoluo* (S.J. 12) en el punto medio de la línea que une *naohui* (S.J. 13) y *qinglengyuan* (S.J. 11).

Jianliao (S.J. 14):   En la depresión que se halla directamente por debajo del borde posteroinferior del acromión.

Tianliao (S.J. 15):   En el ángulo superointerno de la escápula.

Tianyou (S.J. 16):   En el borde posterior del m. esternocleidomastoideo, a nivel del ángulo de la mandíbula.

Yifeng (S.J. 17):   En el punto medio de la línea que une el ángulo de la mandíbula y la apófisis mastoidea.

Qimai (S.J. 18):   En el borde anteroinferior de la apófisis mastoidea.

Luxi (S.J. 19):   En el borde anterosuperior de la apófisis mastoidea.

Jiaosun (S.J. 20):   Con la oreja doblada, el punto se localiza en la punta del ápice de la oreja.

Ermen (S.J. 21):   En la depresión que se encuentra delante de la incisura supratrágica.

Heliao (S.J. 22):   A un *cun* delante de la raíz de la oreja.

Sizhukong (S.J. 23):   En la depresión que se halla en el extremo externo de la ceja.

Nota: *Waiguan* (S.J. 5), *zhigou* (S.J. 6), *sanyangluo* (S.J. 8) y *sidu* (S.J. 9) se localizan entre el cúbito y el radio; y *huizong* (S.J. 7), en el lado radial del cúbito.

4. RECAPITULACION

(1)   Región de las puntas de los dedos: Se localizan los puntos en la raíz del ángulo ungueal.

Shangyang (I.G. 1) en el lado radial del dedo índice.

Guanchong (S.J. 1) en el lado cubital del dedo anular.

Shaoze (I.D. 1) en el lado cubital del meñique. (Fig. 18)

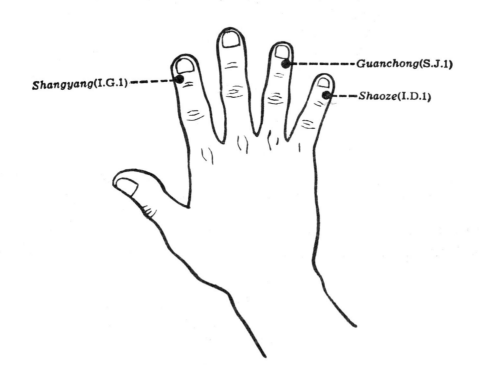

Shangyang(I.G.1)

Guanchong(S.J.1)

Shaoze(I.D.1)

FIG. 18   LOCALIZACION DE PUNTOS EN LA RAIZ DEL ANGULO UNGUEAL

(2)   Región de las articulaciones metacarpofalángicas: Los puntos se localizan en el lado anterior o posterior de las articulaciones.

Los puntos *erjian* (I.G. 2) y *sanjian* (I.G. 3) del canal del intestino grueso están respectivamente delante o detrás de la articulación metacarpofalángica del segundo metacarpiano, en el lado radial.

Los puntos *yemen* (S.J. 2) y *zhongzhu* de la mano (S.J. 3) del canal *sanjiao* están entre el cuarto y quinto metacarpiano, en la parte anterior y posterior respectivamente de la articulación metacarpofalángica.

Los puntos *qiangu* (I.D. 2) y *houxi* (I.D. 3) del canal del intestino delgado están respectivamente en la parte anterior y posterior de la articulación metacarpofalángica del quinto metacarpiano. (Fig. 19)

(3)   Región de las articulaciones de la muñeca: Se ubican los puntos entre los tendones y huesos.

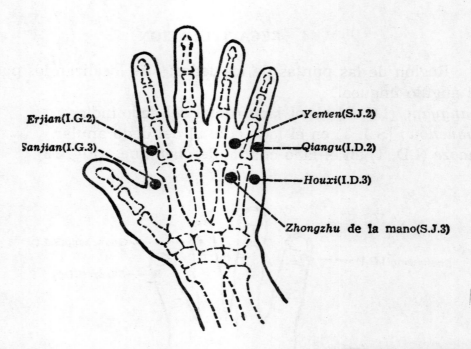

FIG. 19 LOCALIZACION DE PUNTOS EN LA PARTE ANTERIOR O POSTERIOR DE LAS ARTICULACIONES METACARPOFALANGICAS

Yangxi (I.G. 5) está entre el trapecio y el radio y entre los tendones del m. extensor largo del pulgar y el m. extensor corto del pulgar. (Fig. 20a)

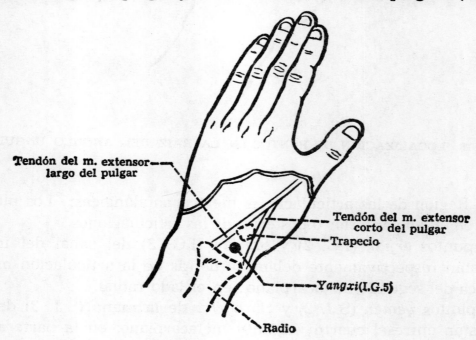

FIG. 20a PUNTOS ENTRE LOS TENDONES O HUESOS

Yangchi (S.J. 4) está entre el hueso semilunar y el cúbito y entre los tendones del m. extensor propio del meñique y el m. extensor común digital. (Fig. 20b)

Yanggu (I.D. 5) está entre el hueso triangular y el cúbito. (Fig. 20c)

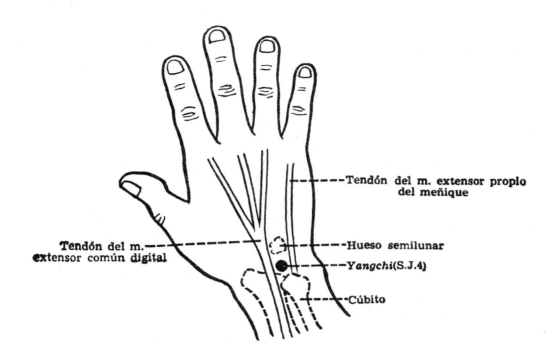

FIG. 20b PUNTOS ENTRE LOS TENDONES O HUESOS

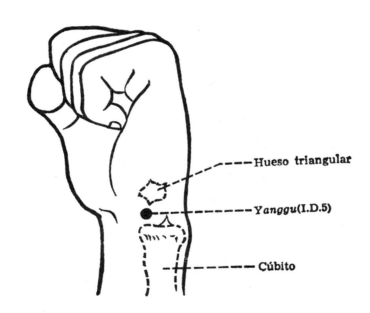

FIG. 20c PUNTOS ENTRE LOS TENDONES O HUESOS

(4) Región del antebrazo: Los puntos se localizan en el borde del hueso, entre los huesos o en ambos lados del hueso.

Zhizheng (I.D. 7) está en el borde interno del cúbito. (Fig. 21a)

Waiguan (S.J. 5), *zhigou* (S.J. 6), *sanyangluo* (S.J. 8) y *sidu* (S.J. 9) están todos entre el cúbito y el radio, y *huizong* (S.J. 7), en el lado radial del cúbito. (Fig. 21b)

Pianli (I.G. 6), *wenliu* (I.G. 7) y *xialian* (I.G. 8) están en el lado externo del radio. (Fig. 21c)

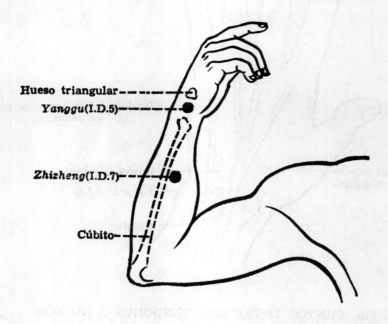

FIG. 21a PUNTOS EN EL BORDE DEL HUESO

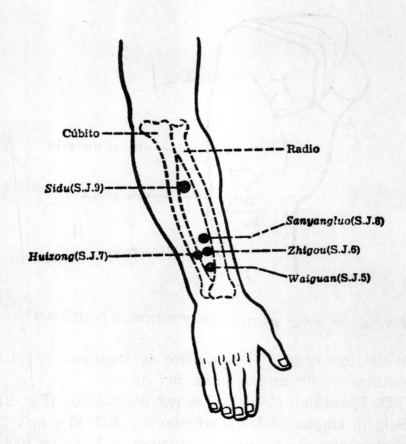

FIG. 21b PUNTOS ENTRE DOS HUESOS

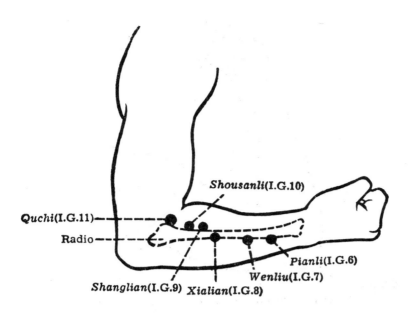

FIG. 21c PUNTOS EN LOS DOS LADOS DEL HUESO

Shanglian (I.G. 9), *shousanli* (I.G. 10) y *quchi* (I.G. 11), en el lado interno del radio. (Fig. 21c)

(5) Región de las articulaciones del codo: El extremo del pliegue del codo y el olécranon son marcas para la localización.

Quchi (I.G. 11) está en el extremo del pliegue transversal del codo cuando se flexiona éste. (Fig. 22a)

Xiaohai (I.D. 8) está entre el olécranon y el epicóndilo interno del húmero. (Fig. 22b)

Tianjing (S.J. 10) está a un *cun* por arriba del olécranon. (Fig. 22c)

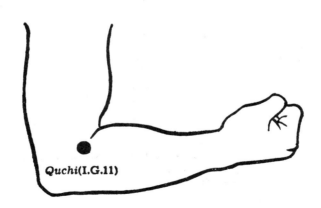

FIG. 22a PUNTOS EN EL EXTREMO DEL PLIEGUE

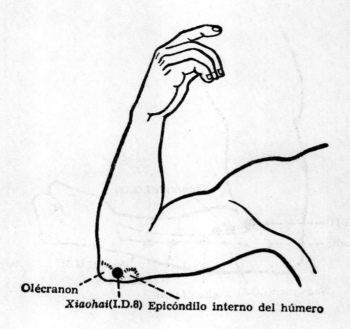

Olécranon

Xiaohai(I.D.8) Epicóndilo interno del húmero

FIG. 22b PUNTOS EN LA PUNTA DEL CODO (OLECRANON)

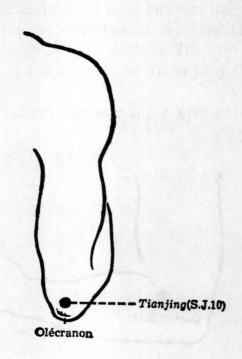

Tianjing(S.J.10)

Olécranon

FIG. 22c PUNTOS EN LA PUNTA DEL CODO (OLECRANON)

(6) Región del brazo: Los puntos se localizan delante o detrás del m. deltoides y del húmero.

Binao (I.G. 14) está en el punto donde el extremo anteroinferior del m. deltoides se une con el húmero.

Naohui (S.J. 13) está en el punto donde el borde posteroinferior del m. deltoides se une con el húmero. (Fig. 23)

(7) Región de las articulaciones del hombro: Se localizan los puntos en la parte anterior o posterior del acromión. (Fig. 24)

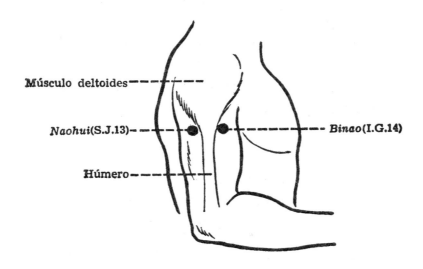

FIG. 23 LOCALIZACION DE PUNTOS DELANTE O DETRAS DEL
M. DELTOIDES Y DEL HUMERO

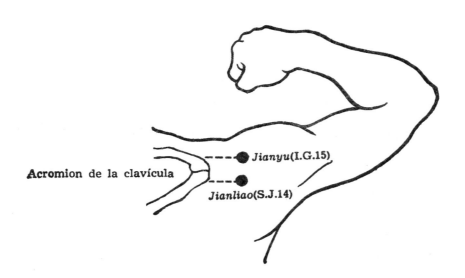

FIG. 24 LOCALIZACION DE PUNTOS EN LA PARTE
ANTERIOR O POSTERIOR DEL ACROMION DE LA CLAVICULA

Jianyu (I.G. 15) está en la depresión que se halla directamente por debajo del borde anterior del acromión.

Jianliao (S.J. 14), en la depresión que se halla por debajo del borde posterior del acromión.

(8) Región escapular: Se localizan los puntos por encima o por debajo al punto medio o en los extremos de la espina escapular.

Bingfeng (I.D. 12), a un *cun* por encima del punto medio del borde superior de la espina escapular.

Tianzong (I.D. 11), a un *cun* por debajo del punto medio del borde inferior de la espina escapular.

Naoshu (I.D. 10), a un *cun* medial sobre el borde inferior de la espina escapular.

Quyuan (I.D. 13), a un *cun* lateral del extremo interno sobre el borde superior de la espina. (Fig. 25)

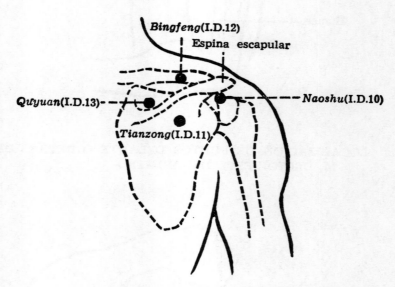

FIG. 25 LOCALIZACION DE PUNTOS EN LA PARTE CENTRAL,
EN LAS EXTREMIDADES
Y EN LAS PARTES SUPERIOR O INFERIOR DE LA ESPINA ESCAPULAR

(9) Región del cuello: Se toman como marcas el hueso hioides (bocado de Adán), el ángulo de la mandíbula y el músculo esternocleidomastoideo.

A nivel del hioides:

En el borde anterior del m. esternocleidomastoideo está el punto *renying* (E. 9) (perteneciente al Canal del Estómago *Yangming* del Pie); en el centro del músculo está *futu* del cuello (I.G. 18) y en su borde posterior, *tianchuang* (I.D. 16).

A nivel del ángulo de la mandíbula:

En el borde anterior del m. esternocleidomastoideo está *tianrong* (I.D. 17) y en su borde posterior, *tianyou* (S.J. 16). (Fig. 26)

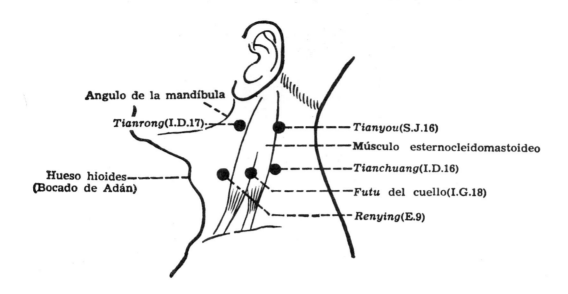

FIG. 26   LOCALIZACION DE PUNTOS CON REFERENCIA AL HUESO HIOIDES, EL ANGULO DE LA MANDIBULA Y EL MUSCULO ESTERNOCLEIDOMASTOIDEO

III. METODO DE LOCALIZACION DE LOS PUNTOS DE LOS TRES CANALES YANG DEL PIE

1. CANAL DEL ESTOMAGO YANGMING DEL PIE

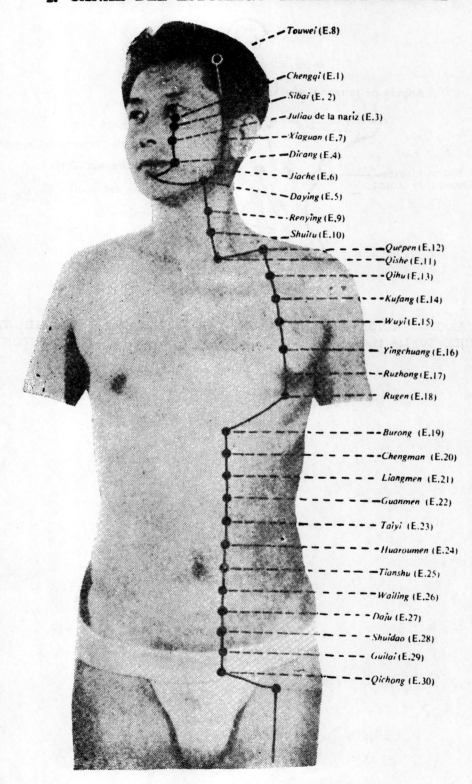

FIG. 27a CANAL DEL ESTOMAGO *YANGMING* DEL PIE

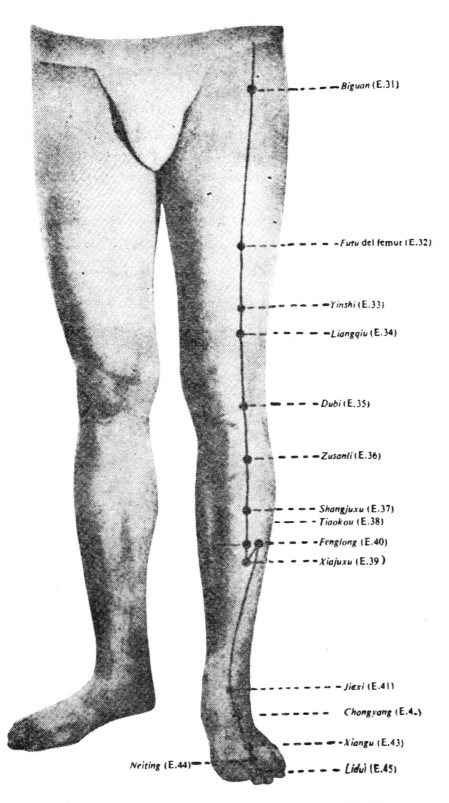

FIG. 27b CANAL DEL ESTOMAGO *YANGMING* DEL PIE

Labels on figure:
- Biguan (E.31)
- Futu del femur (E.32)
- Yinshi (E.33)
- Liangqiu (E.34)
- Dubi (E.35)
- Zusanli (E.36)
- Shangjuxu (E.37)
- Tiaokou (E.38)
- Fenglong (E.40)
- Xiajuxu (E.39)
- Jiexi (E.41)
- Chongyang (E.42)
- Xiangu (E.43)
- Neiting (E.44)
- Lidui (E.45)

Chengqi (E. 1):   A 0,7 *cun* directamente por debajo de la pupila, en el borde infraorbitario.

Sibai (E. 2):   A un *cun* directamente por debajo de la pupila, donde está la cavidad infraorbitaria.

Juliao de la nariz (E. 3):   Directamente debajo de la pupila y a nivel del borde inferior de las alas de la nariz.

Dicang (E. 4):   A 0,4 *cun* lateralmente al ángulo de la boca.

Daying (E. 5):   A 1,3 *cun* delante del ángulo de la mandíbula.

Jiache (E. 6):   En la prominencia del m. masetero.

Xiaguan (E. 7):   Directamente arriba del punto anterior, en el borde inferior del arco cigomático.

Touwei (E. 8):   En el punto donde la línea vertical que parte del borde anterior de la sien se une con la línea transversal que parte del punto *shenting* (*Du*. 24) (del Canal *Du*).

Renying (E. 9):   A nivel del hueso hioides (bocado de Adán), en el borde anterior del m. esternocleidomastoideo.

Shuitu (E. 10):   A un *cun* directamente por debajo de *renying* (E. 9), en el borde anterior del m. esternocleidomastoideo.

Qishe (E. 11):   En el borde superior de la clavícula, entre la cabeza esternal y clavicular del m. esternocleidomastoideo.

Quepen (E. 12):   En la fosa supraclavicular, a nivel de la línea media clavicular.

Los puntos en el pecho son *qihu* (E. 13), *kufang* (E. 14), *wuyi* (E. 15), *yingchuang* (E. 16), *ruzhong* (E. 17) y *rugen* (E. 18). Estos seis puntos se localizan en los espacios intercostales, con una costilla entre cada dos puntos y están todos a 4 *cun* lateralmente a la línea media del esternón.

Los puntos en la región abdominal son 12: *burong* (E. 19), *chengman* (E. 20), *liangmen* (E. 21), *guanmen* (E. 22), *taiyi* (E. 23), *huaroumen* (E. 24), *tianshu* (E. 25), *wailing* (E. 26), *daju* (E. 27), *shuidao* (E. 28), *guilai* (E. 29) y *qichong* (E. 30). Se localizan teniendo en cuenta que la distancia del borde inferior del esternón al ombligo es de 8 *cun* y del ombligo al borde superior de la sínfisis pubiana, de 5 *cun*. Cada uno de estos doce puntos dista un *cun* uno de otro, y todos están a 2 *cun* lateralmente a la línea media del abdomen.

Biguan (E. 31):   Está directamente debajo de la espina iliaca antero-superior, a nivel del borde inferior del pubis.

La distancia del trocanter mayor al pliegue poplíteo es de 19 *cun*.

Futu del fémur (E. 32):   A 6 *cun* por arriba de la rodilla, en el centro de la cara frontal del muslo.

Yinshi (E. 33):   A 3 *cun* por arriba de la rodilla.

Liangqiu (E. 34):   A 2 *cun* por arriba de la rodilla.

Los dos últimos puntos están en la línea que une el punto *futu* del fémur (E. 32) y el borde superoexterno de la rótula.

Dubi (E. 35):   En el espacio externo interarticular rotuliano.

Zusanli (E. 36), *shangjuxu* (E. 37), *tiaokou* (E. 38), *fenglong* (E. 40) y *xiajuxu* (E. 39) se localizan de la siguiente manera:

Cuando se pone tensa la pierna, hace una prominencia el m. tibial anterior, el punto *zusanli* (E. 36) está en lo alto de la prominencia en la parte superior del músculo, en su extremo inferior se halla el punto *xiajuxu* (E. 39) y en el punto medio de la línea que une estos dos puntos se halla *shangjuxu* (E. 37).   El punto *tiaokou* (E. 38) está a un *cun* por encima del punto *xiajuxu* (E. 39), y en el lado externo de *tiaokou* (E. 38) y sobre el borde del m. tibial anterior, está *fenglong* (E. 40).

Jiexi (E. 41):   A nivel del maléolo externo, entre los dos tendones del dorso del pie (los tendones del m. extensor largo digital y el m. extensor largo del dedo gordo del pie).

Chongyang (E. 42):   A 1,3 *cun* por debajo de *jiexi*, donde se palpa la arteria.

Xiangu (E. 43) y *neiting* (E. 44) están respectivamente en la parte posterior y anterior de la articulación metatarsofalángica del segundo y tercer dedo del pie.

Lidui (E. 45):   En la raíz del ángulo ungueal del lado externo del segundo dedo del pie.

Nota: Se hallan los puntos de este canal en los extremos, el centro y el borde del m. tibial anterior.

El punto *zusanli* (E. 36) está en lo alto de la prominencia en la parte superior del músculo. *Xiajuxu* (E. 39) en su extremo inferior *shangjuxu* (E. 37) en el centro.   A un *cun* por encima de *xiajuxu* (E. 39) está *tiaokou* (E. 38), y al lado de *tiaokou* (E. 38), en el borde del músculo tibial anterior se encuentra *fenglong* (E. 40).

2. CANAL DE LA VEJIGA TAIYANG DEL PIE

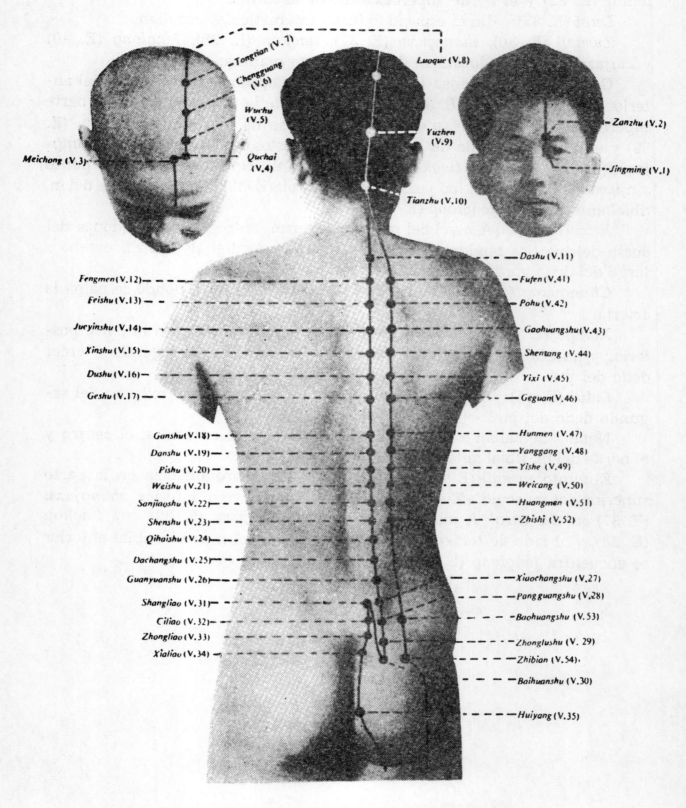

FIG. 28a CANAL DE LA VEJIGA *TAIYANG* DEL PIE

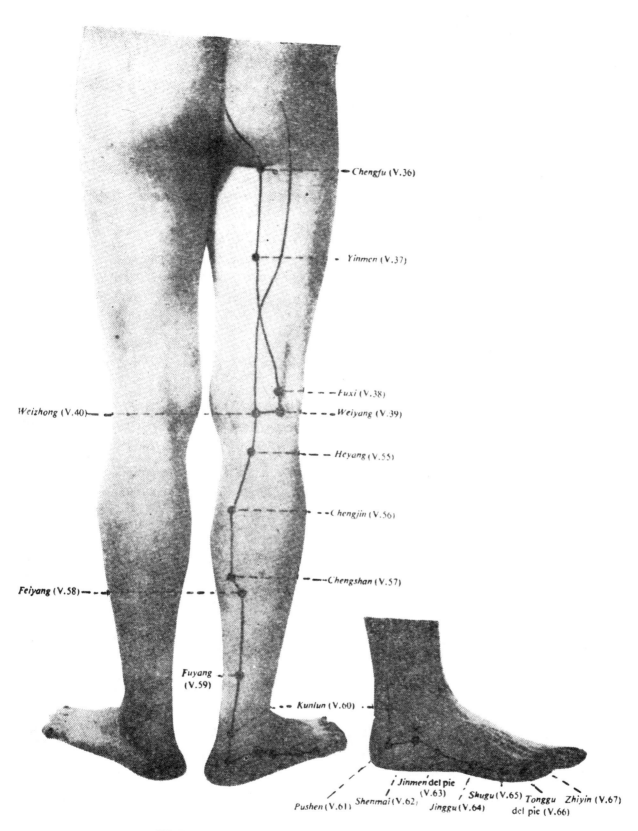

- Chengfu (V.36)
- Yinmen (V.37)
- Fuxi (V.38)
- Weizhong (V.40)
- Weiyang (V.39)
- Heyang (V.55)
- Chengjin (V.56)
- Chengshan (V.57)
- Feiyang (V.58)
- Fuyang (V.59)
- Kunlun (V.60)
- Pushen (V.61)
- Shenmai (V.62)
- Jinmen del pie (V.63)
- Jinggu (V.64)
- Shugu (V.65)
- Tonggu del pie (V.66)
- Zhiyin (V.67)

FIG. 28b CANAL DE LA VEJIGA *TAIYANG* DEL PIE

La distancia entre la línea anterior y la posterior del cuero cabelludo es de 12 *cun*, y la distancia entre las prominencias de las dos apófisis mastoideas posteroauriculares es de 9 *cun*.

Jingming (V. 1): En la parte superoexterna del ángulo interno del ojo (a 0,1 *cun* por encima del ángulo interno).

Zanzhu (V. 2): En el agujero supraorbital, donde empieza la ceja.

Meichong (V. 3): Directamente por encima del punto *zanzhu* (V. 2), 0,5 *cun* posterior a la línea anterior del cabello.

Quchai (V. 4): A 1,5 *cun* lateralmente de la línea media de la cabeza, a nivel del punto *meichong* (V. 3).

Wuchu (V. 5): A 1,5 *cun* posterior a *quchai* (V. 4).

Chengguang (V. 6): A 1,5 *cun* posterior a *wuchu* (V. 5).

Tongtian (V. 7): A 1,5 *cun* posterior a *chengguang* (V. 6).

Luoque (V. 8): A 1,5 *cun* posterior a *tongtian* (V. 7).

Yuzhen (V. 9): A 1,3 *cun* lateralmente al borde superior de la protuberancia occipital.

Tianzhu (V. 10): A 0,5 *cun* interior a la línea posterior del cabello y 1,3 *cun* lateral al punto medio de la línea. Allí el canal se divide en dos líneas, la primera línea está a 1,5 *cun* lateralmente a la línea media de la espalda, y la segunda, a 3 *cun*. Todos los puntos de este canal hallados en la espalda y en la región lumbosacra se localizan en estas dos líneas.

Dashu (V. 11): Está a 1,5 *cun* lateral al borde inferior de la apófisis espinosa de la primera vértebra torácica. (Entre la primera y segunda vértebra torácica)

Fengmen (V. 12): Está a 1,5 *cun* lateral al borde inferior de la apófisis espinosa de la segunda vértebra torácica. Así sucesivamente, a excepción de la octava apófisis espinosa donde no hay punto, se localizan en orden los puntos siguientes: *dashu* (V. 11), *fengmen* (V. 12), *feishu* (V. 13), *jueyinshu* (V. 14), *xinshu* (V. 15), *dushu* (V. 16), *geshu* (V. 17), *ganshu* (V. 18), *danshu* (V. 19), *pishu* (V. 20), *weishu* (V. 21), *sanjiaoshu* (V. 22), *shenshu* (V. 23), *qihaishu* (V. 24), *dachangshu* (V. 25), *guanyuanshu* (V. 26), *xiaochangshu* (V. 27), *pangguangshu* (V. 28), *zhonglüshu* (V. 29), *baihuanshu* (V. 30).

Fufen (V. 41): A 3 *cun* lateralmente al borde inferior de la apófisis espinosa de la segunda vértebra torácica.

Pohu (V. 42): A 3 *cun* lateralmente del borde inferior de la apófisis espinosa de la tercera vértebra torácica. Así sucesivamente, a excepción de la octava, décimoquinta, décimosexta, decimoséptima, décimooctava y la vigésima donde no se hallan puntos. El orden de los puntos es el siguiente: *fufen* (V. 41), *pohu* (V. 42), *gaohuangshu* (V. 43), *shentang* (V. 44), *yixi* (V. 45), *geguan* (V. 46), *hunmen* (V. 47), *yanggang* (V. 48), *yishe*

(V. 49), *weicang* (V. 50), *huangmen* (V. 51), *zhishi* (V. 52), *baohuangshu* (V. 53), *zhibian* (V. 54).

Shangliao (V. 31):   En el punto medio entre la espina iliaca posterosuperior y la línea media de la espalda. (Fig. 29)

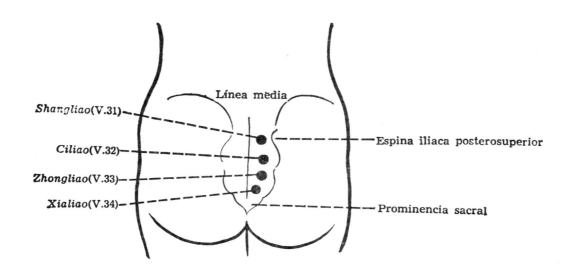

FIG. 29 LOCALIZACION DE LOS OCHO PUNTOS *LIAO*

Xialiao (V. 34):   En la depresión que se halla en la parte superoposterior de la prominencia sacral.

Ciliao (V. 32) y *zhongliao* (V. 33) equidistantes entre *shangliao* (V. 31) y *xialiao* (V. 34).

Huiyang (V. 35):   A 0,5 *cun* lateralmente al extremo del cóccix.

Chengfu (V. 36):   En el punto medio del pliegue transversal glúteo. La distancia entre *chengfu* (V. 36) y el pliegue transversal poplíteo es de 14 *cun*.

Yinmen (V. 37):   A 6 *cun* por debajo del punto anterior, en el centro de la parte posterior del muslo.

Weizhong (V. 40):   En el punto medio del pliegue transversal poplíteo, entre los tendones del m. bíceps femoral y del m. semitendinoso.

Weiyang (V. 39):   A nivel de *weizhong* (V. 40), en el lado interno del tendón del m. bíceps femoral.

Fuxi (V. 38):   A un *cun* por encima de *weiyang* (V. 39), en el lado interno del tendón del m. bíceps femoral.

La distancia entre el pliegue transversal poplíteo y la prominencia lateral del maléolo es de 16 *cun*.

Localización de los puntos *heyang* (V. 55), *chengjin* (V. 56), *chengshan* (V. 57) y *feiyang* (V. 58):

En la antigüedad se daba la nomenclatura de los puntos de acuerdo a las marcas anatómicas. *Heyang* (V. 55) está donde se reúnen los extremos interno y externo de los músculos gemelos (gastrocnemios): *Chengshan* (V. 57) está donde se separan los extremos interno y externo de los músculos gemelos como una colina; *Chengjin* (V. 56) está entre los dos puntos anteriores; *Feiyang* (V. 58) está a un *cun* inferolateral al punto *chengshan* (V. 57), en el borde interno de los m. gemelos.

Método de la localización de los puntos *fuyang* (V. 59), *kunlun* (V. 60) y *pushen* (V. 61):

Kunlun (V. 60): Entre la prominencia del maléolo externo y el tendón calcáneo.

Fuyang (V. 59): A 3 *cun* directamente por encima de *kunlun* (V. 60).

Pushen (V. 61): A 2 *cun* directamente por debajo de *kunlun* (V. 60).

Shenmai (V. 62): En una depresión, a 0,5 *cun* directamente por debajo del borde inferior del maléolo externo, directamente por debajo de la prominencia de éste.

Jinmen del pie (V. 63): Directamente por debajo del borde anterior del maléolo externo, en la depresión que se halla por debajo del hueso cuboides.

Jinggu (V. 64): En el lado externo del pie, en el borde anteroinferior de la protuberancia del quinto hueso metatarsiano.

Shugu (V. 65): En la parte posteroexterna de la quinta articulación metatarsofalángica.

Tonggu del pie (V. 66): En la parte anteroexterna de la quinta articulación metatarsofalángica.

Zhiyin (V. 67): En el lado lateral del dedo pequeño, en la raíz del ángulo ungueal.

Nota: Los puntos de este canal deben ser localizados según la distribución de los músculos gemelos tomándose el mismo método aplicado en la localización de los puntos *heyang* (V. 55), *chengjin* (V. 56), *chengshan* (V. 57) y *feiyang* (V. 58).

3. CANAL DE LA VESICULA BILIAR SHAOYANG DEL PIE

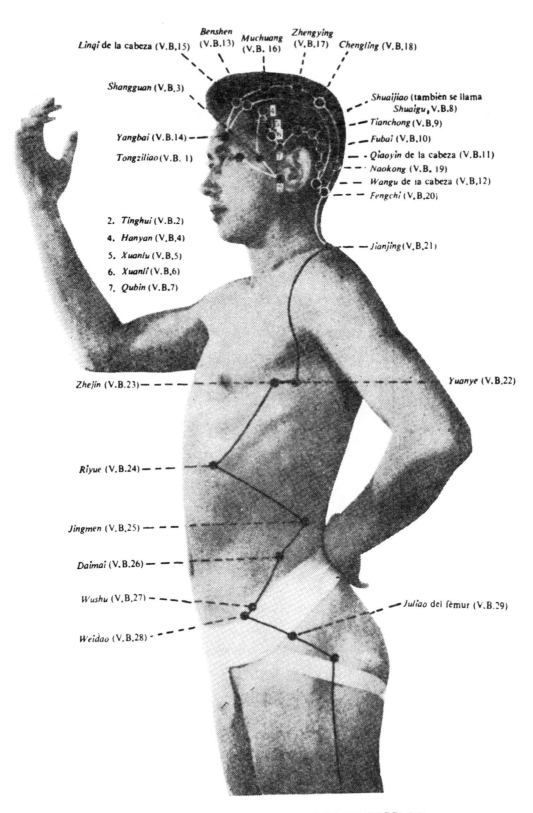

Linqi de la cabeza (V.B.15)

Benshen (V.B.13)

Muchuang (V.B. 16)

Zhengying (V.B.17)

Chengling (V.B.18)

Shangguan (V.B.3)

Shuaijiao (también se llama Shuaigu, V.B.8)

Tianchong (V.B.9)

Yangbai (V.B.14)

Fubai (V.B.10)

Tongziliao (V.B. 1)

Qiaoyin de la cabeza (V.B.11)

Naokong (V.B. 19)

Wangu de la cabeza (V.B.12)

Fengchi (V.B.20)

2. Tinghui (V.B.2)
4. Hanyan (V.B.4)
5. Xuanlu (V.B.5)
6. Xuanli (V.B.6)
7. Qubin (V.B.7)

Jianjing (V.B.21)

Zhejin (V.B.23)

Yuanye (V.B.22)

Riyue (V.B.24)

Jingmen (V.B.25)

Daimai (V.B.26)

Wushu (V.B.27)

Juliao del fémur (V.B.29)

Weidao (V.B.28)

FIG. 30a CANAL DE LA VESICULA BILIAR SHAOYANG DEL PIE

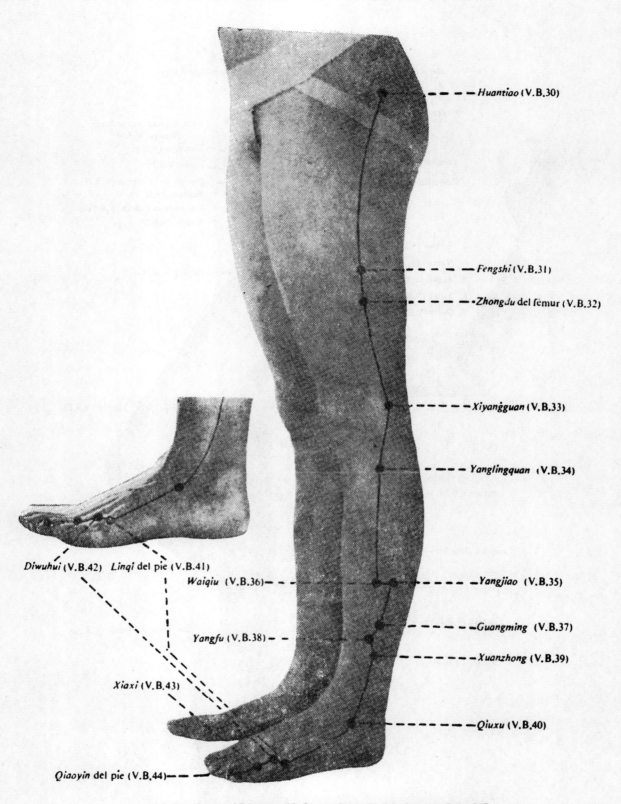

Huantiao (V.B.30)

Fengshi (V.B.31)

Zhongdu del fémur (V.B.32)

Xiyangguan (V.B.33)

Yanglingquan (V.B.34)

Diwuhui (V.B.42)   Linqi del pie (V.B.41)

Waiqiu (V.B.36)

Yangjiao (V.B.35)

Yangfu (V.B.38)

Guangming (V.B.37)

Xuanzhong (V.B.39)

Xiaxi (V.B.43)

Qiuxu (V.B.40)

Qiaoyin del pie (V.B.44)

FIG. 30b CANAL DE LA VESICULA BILIAR *SHAOYANG* DEL PIE

La distancia entre los dos huesos cigomáticos es de 7 *cun*.

Tongziliao (V.B. 1): Está a 0,5 *cun* lateralmente al ángulo externo del ojo.

Tinghui (V.B. 2): En la depresión anterior a la incisura intertrágica.

Shangguan (V.B. 3): En el borde superior del arco cigomático.

Método para la localización de los puntos *hanyan* (V.B. 4), *xuanlu* (V.B. 5), *xuanli* (V.B. 6) y *qubin* (V.B. 7).

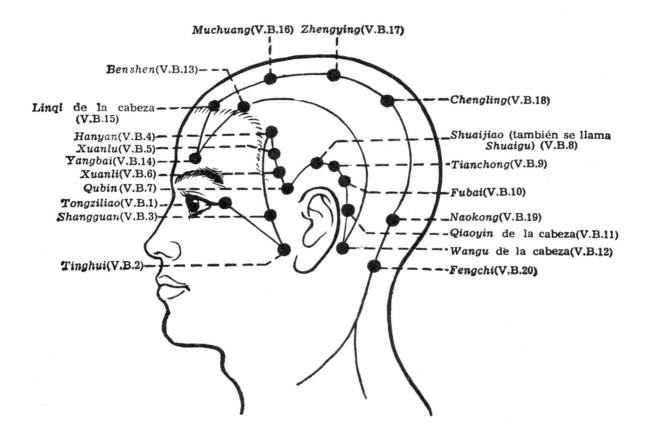

FIG. 31 PUNTOS DEL CANAL DE LA VESICULA BILIAR EN LA CABEZA

Qubin (V.B. 7) está a un dedo transversalmente anterior a *jiaosun* (S.J. 20). Sobre la línea que une el punto *touwei* (E. 8) y *qubin* (V.B. 7) a lo largo de la línea del cabello se hallan *hanyan* (V.B. 4), *xuanlu* (V.B. 5), *xuanli* (V.B. 6) y *qubin* (V.B. 7) a una distancia equivalente de arriba abajo.

Shuaijiao (también se llama *shuaigu*) (V.B. 8): A 1,5 *cun* por encima del ápice de la oreja.

Tianchong (V.B. 9): A 0,5 *cun* oblicuoposterior a *shuaijiao* (V.B. 8).

Fubai (V.B. 10): A un *cun* oblicuoposterior al punto *shuaijiao* (V.B. 8).

Qiaoyin de la cabeza (V.B. 11): En la parte posterosuperior al hueso mastoideo.

Wangu de la cabeza (V.B. 12): En la parte posteroinferior al hueso mastoideo.

Benshen (V.B. 13): A 3 *cun* lateralmente a la línea media de la cabeza, 0,5 *cun* posterior a la línea anterior del cabello.

Yangbai (V.B. 14): A un *cun* por encima del punto medio de la ceja.

Linqi de la cabeza (V.B. 15): A 0,5 *cun* posterior a la línea anterior del cabello, entre la línea media de la cabeza y el punto *touwei* (E. 8).

Método de la localización de los puntos *muchuang* (V.B. 16), *zhengying* (V.B. 17) y *chengling* (V.B. 18):

Muchuang (V.B. 16): A 1,5 *cun* posterior al punto *linqi* de la cabeza (V.B. 15).

Zhengying (V.B. 17): A 1,5 *cun* posterior a *muchuang* (V.B. 16), 2,25 *cun* lateralmente a la línea media de la cabeza.

Chengling (V.B. 18): A 1,5 *cun* posterior al punto *zhengying* (V.B. 17), 2,25 *cun* lateralmente a la línea media de la cabeza.

Naokong (V.B. 19): En el punto medio entre el borde superior de la protuberancia occipital y el borde superior del hueso mastoideo.

Fengchi (V.B. 20): A un *cun* por encima del punto medio de la línea posterior del cabello, entre el punto medio y el borde inferior del hueso mastoideo.

Jianjing (V.B. 21): Entre el punto medio de la clavícula y el borde superior de la escápula.

Yuanye (V.B. 22): A 3 *cun* directamente por debajo de la línea media axilar, en el cuarto espacio intercostal.

Zhejin (V.B. 23): A un *cun* anterior al punto *yuanye* (V.B. 22), en el cuarto espacio intercostal.

Riyue (V.B. 24): Por debajo de la tetilla, entre la séptima y octava costilla.

Jingmen (V.B. 25): En el extremo libre de la duodécima costilla.

Daimai (V.B. 26): Directamente por debajo del extremo libre de la undécima costilla, a nivel del ombligo.

Wushu (V.B. 27): A 0,5 *cun* anterior a la espina iliaca anterosuperior.

Weidao (V.B. 28): A 0,5 *cun* oblicuoinferior a *wushu* (V.B. 27).

Juliao (V.B. 29): En el punto medio entre la espina iliaca anterosuperior y el trocánter mayor.

Huantiao (V.B. 30): En el punto medio entre el borde anterosuperior del trocánter mayor y el hiato-sacro.

Fengshi (V.B. 31): En el medio de la parte lateral del muslo, a 7 *cun* arriba del pliegue transversal poplíteo.

Zhongdu (V.B. 32): A 2 *cun* por debajo de *fengshi* (V.B. 31).

Xiyangguan (V.B. 33): En el punto medio entre la depresión de la parte anterior del epicóndilo externo del fémur y el tendón del m. bíceps femoral.

Yanglingquan (V.B. 34): En la depresión anteroinferior de la cabeza del peroné.

Waiqiu (V.B. 36) y *yangjiao* (V.B. 35): A 7 *cun* arriba de la prominencia del maléolo externo. *Waiqiu* (V.B. 36) está en el borde anterior del peroné y *yangjiao* (V.B. 35), en el borde posterior.

Guangming (V.B. 37): A 5 *cun* arriba de la prominencia del maléolo externo, en el borde posterior del peroné.

Yangfu (V.B. 38): A 4 *cun* arriba de la prominencia del maléolo externo, en el borde anterior del peroné.

Xuanzhong (V.B. 39): A 3 *cun* arriba de la prominencia del maléolo externo, en el borde posterior del peroné.

Qiuxu (V.B. 40): En la depresión anteroinferior del maléolo externo.

Linqi del pie (V.B. 41): En el lado externo del tendón del m. extensor digital del pie, en frente a la unión del cuarto y quinto metatarsiano.

Diwuhui (V.B. 42): En la parte posterior de la cuarta y quinta articulación metatarsofalángica, entre el cuarto y el quinto metatarsiano.

Xiaxi (V.B. 43): En la parte anterior de la cuarta y la quinta articulación metatarsofalángica, entre el cuarto y el quinto metatarsiano.

Qiaoyin del pie (V.B. 44): En el lado lateral del cuarto dedo del pie, en la parte posterior al ángulo ungueal.

Nota: Se localizan los puntos de este canal según el borde anterior y posterior del peroné.

Yanglingquan (V.B. 34), *waiqiu* (V.B. 36) y *yangfu* (V.B. 38) están en el borde anterior del peroné; *yangjiao* (V.B. 35), *guangming* (V.B. 37) y *xuanzhong* (V.B. 39), en el borde posterior del peroné.

4. RECAPITULACION

(1) Región de las puntas de los dedos: Los puntos se localizan en la parte posterior al ángulo ungueal.

Lidui (E. 45), qiaoyin del pie (V.B. 44) y zhiyin (V. 67) están en la parte posterior al ángulo ungueal. (Fig. 32)

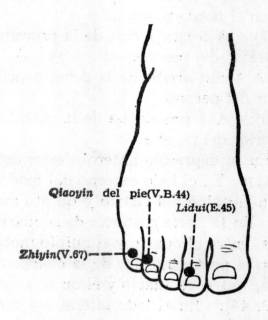

FI . 32 LOCALIZACION DE PUNTOS EN LA RAIZ
DEL ANGULO UNGUEAL

(2) Región de las articulaciones metatarsofalángicas: Los puntos se localizan en la parte anterior o posterior de las articulaciones metatarso-falángicas, como neiting (E. 44) y xiangu (E. 43) del canal del estómago; xiaxi (V.B. 43) y diwuhui (V.B. 42) del canal de la vesícula biliar; tonggu del pie (V. 66) y shugu (V. 65) del canal de la vejiga. (Fig. 33)

(3) Región del maléolo: Los puntos se localizan en la parte superior, inferior, anterior o posterior de la prominencia del maléolo.

Xuanzhong (V.B. 39) está a 3 cun directamente por encima de la pro-minencia del maléolo externo. Shenmai (V. 62) está directamente debajo de la prominencia del maléolo externo, a 0,5 cun abajo de su borde infe-rior. Kunlun (V. 60) está en la parte posterior al maléolo externo. Jiexi (E. 41) está en la parte anterior de la prominencia del maléolo externo. Se localizan todos estos puntos tomando la prominencia del maléolo externo como referencia. (Fig. 34)

(4) Región de la pierna:

a. Canal del Estómago Yangming del Pie: Los puntos se localizan en las partes superior, media e inferior del músculo anterotibial y en sus

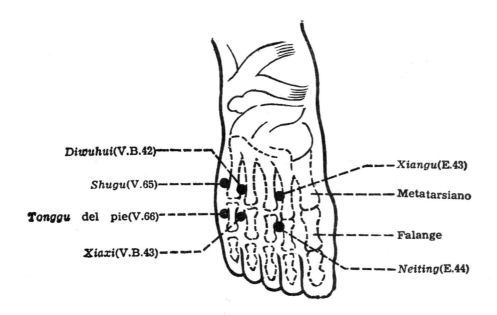

FIG. 33 LOCALIZACIÓN DE PUNTOS EN LA PARTE ANTERIOR O POSTERIOR DE LA ARTICULACION METATARSOFALANGICA

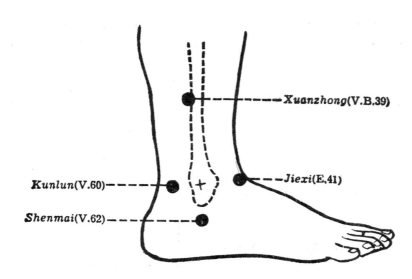

FIG. 34 LOCALIZACION DE PUNTOS EN LA PARTE SUPERIOR, INFERIOR, ANTERIOR O POSTERIOR DEL MALEOLO

bordes. *Zusanli* (E. 36), en la parte superior. *Shangjuxu* (E. 37), en la parte media. *Xiajuxu* (E. 39), en la parte inferior. *Tiaokou* (E. 38) está a un *cun* arriba de *xiajuxu* (E. 39). *Fenglong* (E. 40), en el borde del músculo anterotibial. (Fig. 35)

b. Canal de la Vejiga *Taiyang* del Pie: Se localizan los puntos de acuerdo con la distribución de los músculos gemelos.

Heyang (V. 55) está en la parte donde las cabezas de los gemelos se reúnen y *chengshan* (V. 57), en la parte donde las cabezas de los gemelos se

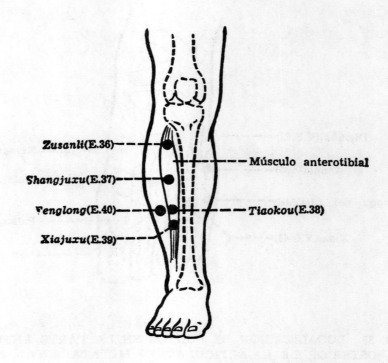

Zusanli(E.36)

Shangjuxu(E.37)

Fenglong(E.40)

Xiajuxu(E.39)

Músculo anterotibial

Tiaokou(E.38)

FIG. 35 LOCALIZACION DE PUNTOS EN LA PARTE SUPERIOR, MEDIA E INFERIOR DEL MUSCULO ANTEROTIBIAL Y EN SUS BORDES

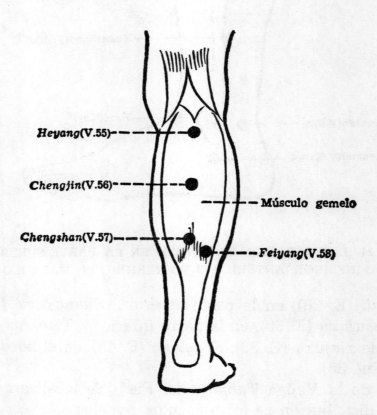

Heyang(V.55)

Chengjin(V.56)

Chengshan(V.57)

Músculo gemelo

Feiyang(V.58)

FIG. 36 LOCALIZACION DE PUNTOS DE ACUERDO CON EL MUSCULO GEMELO

separan. *Chengjin* (V. 56) está entre los dos puntos anteriores. *Feiyang* (V. 58), a un *cun* inferolateral al punto *chengshan* (V. 57), en el borde interno de los músculos gemelos. (Fig. 36)

  c. Canal de la Vesícula Biliar *Shaoyang* del Pie: Los puntos se localizan en la parte anterior o posterior del peroné. *Yanglingquan* (V.B. 34), *waiqiu* (V.B. 36) y *yangfu* (V.B. 38) están en el borde anterior del peroné; *yangjiao* (V.B. 35), *guangming* (V.B. 37) y *xuanzhong* (V.B. 39), en el borde posterior del peroné. (Fig. 37)

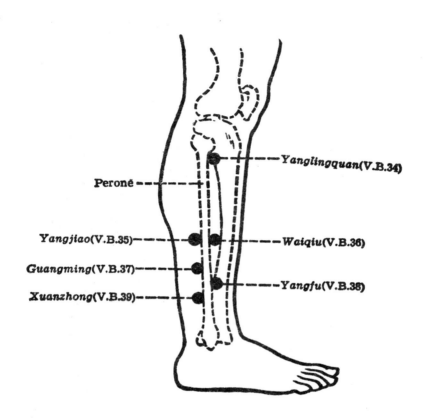

FIG. 37 LOCALIZACION DE PUNTOS EN LA PARTE
ANTERIOR O POSTERIOR DEL PERONE

IV. METODO DE LOCALIZACION DE LOS PUNTOS DE LOS TRES CANALES YIN DEL PIE

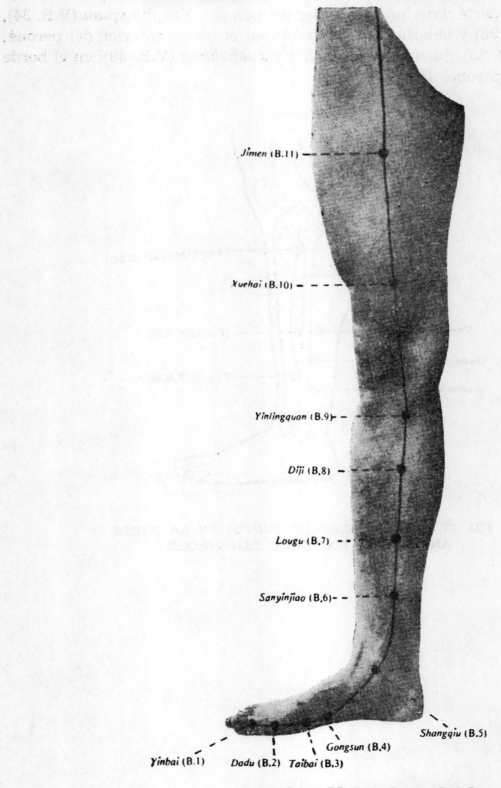

FIG. 38a CANAL DEL BAZO *TAIYIN* DEL PIE

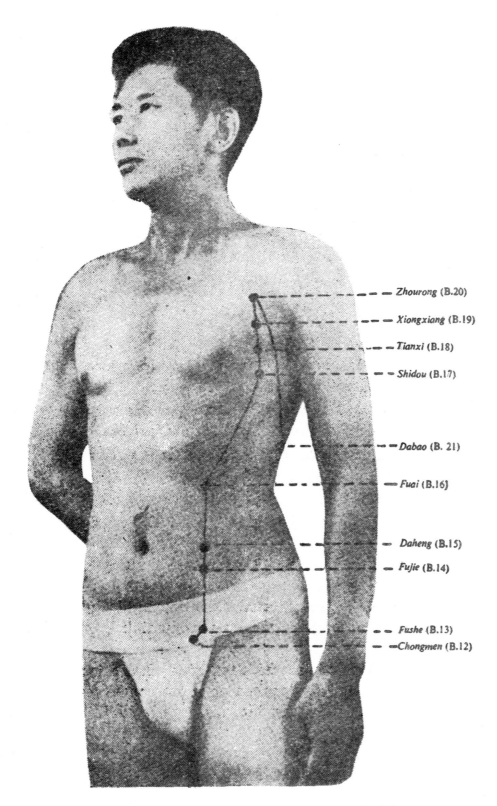

- Zhourong (B.20)
- Xiongxiang (B.19)
- Tianxi (B.18)
- Shidou (B.17)
- Dabao (B. 21)
- Fuai (B.16)
- Daheng (B.15)
- Fujie (B.14)
- Fushe (B.13)
- Chongmen (B.12)

FIG. 38b CANAL DEL BAZO *TAIYIN* DEL PIE

1. CANAL DEL BAZO TAIYIN DEL PIE

Yinbai (B. 1):   Está en el lado interno del dedo gordo del pie, en la parte posterior al ángulo ungueal.

Dadu (B. 2):   En el lado interno del dedo gordo del pie, en la parte anteroinferior de la primera articulación metatarsofalángica.

Taibai (B. 3):   En el lado interno del dedo gordo del pie, en la parte posteroinferior de la primera articulación metatarsofalángica. Este punto y el anterior están en la unión de la piel en la parte posteroinferior de la primera articulación metatarsofalángica. Este punto y el anterior están en la unión de la piel blanca y roja.

Gongsun (B. 4):   A un *cun* posterosuperior al punto *taibai* (B. 3), también en la unión de la piel blanca y roja.

Shangqiu (B. 5):   En la depresión del borde anteroinferior del maléolo interno.

Método de la localización de los puntos *sanyinjiao* (B. 6), *lougu* (B. 7), *diji* (B. 8) y *yinlingquan* (B. 9):

La distancia entre la prominencia del maléolo interno y el borde inferior del cóndilo interno de la tibia es de 13 *cun*.

Sanyinjiao (B. 6):   A 3 *cun* directamente por arriba de la prominencia del maléolo interno, cerca del borde posterior de la tibia.

Lougu (B. 7):   A 3 *cun* por arriba de *sanyinjiao* (B. 6).

Diji (B. 8):   A 4 *cun* por arriba de *lougu* (B. 7). Los dos últimos puntos están a un dedo transversalmente al borde posterior de la tibia.

Yinlingquan (B. 9):   En el borde inferior del cóndilo interno de la tibia.

La distancia entre el epicóndilo interno del fémur y el borde superior de la sínfisis pubiana es de 18 *cun*.

Xuehai (B. 10):   A 2 *cun* por arriba del epicóndilo interno del fémur, en la prominencia del m. vasto interno (vastus medialis). Se halla el punto con el muslo tenso.

Jimen (B. 11):   A 6 *cun* arriba de *xuehai* (B. 10), en la parte donde termina el m. vasto interno. Se localiza el punto con el muslo tenso.

Chongmen (B. 12):   A 3,5 *cun* lateralmente a la línea media abdominal, a nivel del borde superior de la sínfisis pubiana.

Fushe (B. 13):   A un *cun* posterosuperior de *chongmen* (B. 12), a 4 *cun* lateralmente a la línea media abdominal.

Fujie (B. 14):   A 1,3 *cun* directamente por debajo de *daheng* (B. 15).

Daheng (B. 15):   A nivel del ombligo, a 4 *cun* lateralmente a la línea media abdominal.

Fuai (B. 16):   A 3 *cun* directamente arriba de *daheng* (B. 15).

Método de la localización de puntos *shidou* (B. 17), *tianxi* (B. 18), *xiongxiang* (B. 19) y *zhourong* (B. 20): Todos estos puntos se localizan en espacios intercostales. La distancia entre tetillas es de 8 *cun*.

Shidou (B. 17): A nivel del quinto espacio intercostal, a 6 *cun* lateralmente a la línea media.

Tianxi (B. 18): A nivel del cuarto espacio intercostal, a 6 *cun* lateralmente a la línea media.

Xiongxiang (B. 19): A nivel del tercer espacio intercostal, a 6 *cun* lateralmente a la línea media.

Zhourong (B. 20): A nivel del segundo espacio intercostal, a 6 *cun* lateralmente a la línea media.

Dabao (B. 21): En el sexto espacio intercostal, a 6 *cun* directamente por debajo de la línea media axilar. (Fig. 38)

Nota: Se localizan los puntos de este canal tomando las salientes óseas como referencia, o tomando medidas según el ancho de un dedo.

Sanyinjiao (B. 6) y *yinlingquan* (B. 9) están en el borde posterior de la tibia. *Lougu* (B. 7) y *diji* (B. 8) están a un dedo lateral posterior al borde tibial.

2. CANAL DEL RIÑON SHAOYIN DEL PIE

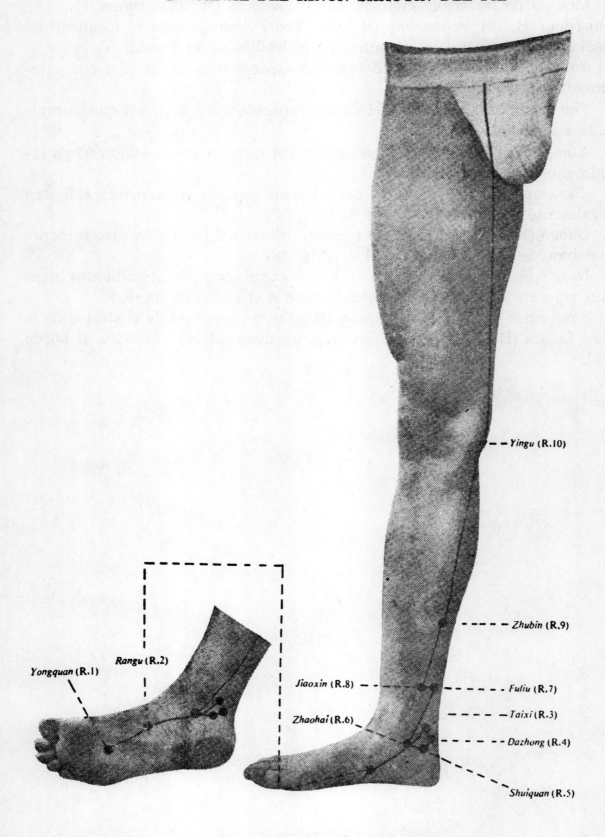

FIG. 39a CANAL DEL RIÑON *SHAOYIN* DEL PIE

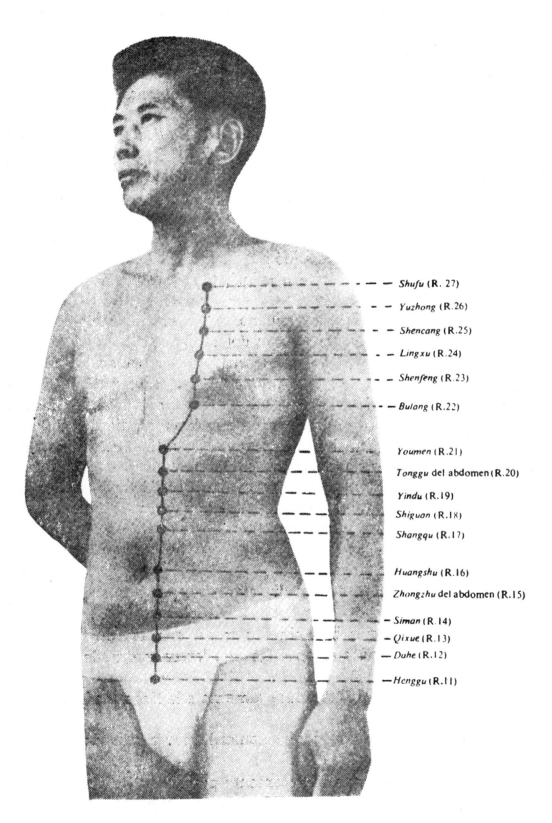

- Shufu (R. 27)
- Yuzhong (R.26)
- Shencang (R.25)
- Lingxu (R.24)
- Shenfeng (R.23)
- Bulang (R.22)

Youmen (R.21)
Tonggu del abdomen (R.20)
Yindu (R.19)
Shiguan (R.18)
Shangqu (R.17)

Huangshu (R.16)
Zhongzhu del abdomen (R.15)

- Siman (R.14)
- Qixue (R.13)
- Dahe (R.12)
- Henggu (R.11)

FIG. 39b CANAL DEL RIÑON *SHAOYIN* DEL PIE

Yongquan (R. 1): Está en la depresión donde se une el tercio anterior y media de la planta.

Rangu (R. 2): En la depresión inferoanterior a la tuberosidad del hueso navicular.

Taixi (R. 3): En el punto medio de la prominencia del maléolo interno y el tendón del calcáneo.

Dazhong (R. 4): A 0,5 *cun* por debajo de *taixi* (R. 3), en el borde anterior del tendón del calcáneo.

Shuiquan (R. 5): A un *cun* directamente por debajo de *taixi* (R. 3).

Zhaohai (R. 6): Directamente por debajo de la prominencia del maléolo interno, a 0,4 *cun* por debajo del borde inferior del maléolo interno.

Fuliu (R. 7): A 2 *cun* por encima de la prominencia del maléolo interno, en el borde anterior del tendón del calcáneo.

Jiaoxin (R. 8): Entre el punto *fuliu* (R. 7) y el borde posterior de la tibia.

Zhubin (R. 9): A 5 *cun* por encima de la prominencia del maléolo interno, en el borde anterior del tendón del calcáneo.

Yingu (R. 10): Entre los dos tendones de los músculos semitendinoso y semimembranoso, en el lado interno de la fosa poplítea.

En el abdomen inferior hay seis puntos, con un *cun* entre cada uno de ellos, todos están a 0,5 *cun* lateralmente de la línea media del abdomen.

Henggu (R. 11): A 0,5 *cun* lateralmente a la línea media abdominal, a nivel del borde superior de la sínfisis pubiana.

Dahe (R. 12): A un *cun* directamente por arriba de *henggu* (R. 11).

Qixue (R. 13): A un *cun* directamente por arriba de *dahe* (R. 12).

Siman (R. 14): A un *cun* por arriba de *qixue* (R. 13).

Zhongzhu del abdomen (R. 15): A un *cun* directamente por arriba de *siman* (R. 14).

Huangshu (R. 16): A un *cun* directamente por arriba del punto anterior, a nivel del ombligo.

En la región epigástrica hay cinco puntos, con un *cun* de distancia entre cada uno de ellos, todos están a 0,5 *cun* lateralmente de la línea media del abdomen.

Shangqu (R. 17): A 0,5 *cun* lateralmente a la línea media abdominal, a 2 *cun* por arriba del ombligo.

Shiguan (R. 18): A un *cun* directamente por arriba de *shangqu* (R. 17).

Yindu (R. 19): A un *cun* directamente por arriba de *shiguan* (R. 18).

Tonggu del abdomen (R. 20): A un *cun* directamente por arriba de *yindu* (R. 19).

Youmen (R. 21): A un *cun* directamente por arriba de *tonggu* del abdomen (R. 20).

Los siguientes seis puntos que se encuentran en el espacio intercostal, están todos a 2 *cun* lateralmente a la línea media torácica.

Bulang (R. 22):   A nivel del quinto espacio intercostal.

Shenfeng (R. 23):   A nivel del cuarto espacio intercostal.

Lingxu (R. 24):   A nivel del tercer espacio intercostal.

Shencang (R. 25):   A nivel del segundo espacio intercostal.

Yuzhong (R. 26):   A nivel del primer espacio intercostal.

Shufu (R. 27):   En el borde inferior de la clavícula.

Nota: Se localizan los puntos de este canal en los bordes de los tendones. *Dazhong* (R. 4), *fuliu* (R. 7) y *zhubin* (R. 9) se encuentran en el borde anterior del tendón del calcáneo.

3. CANAL DEL HIGADO JUEYIN DEL PIE

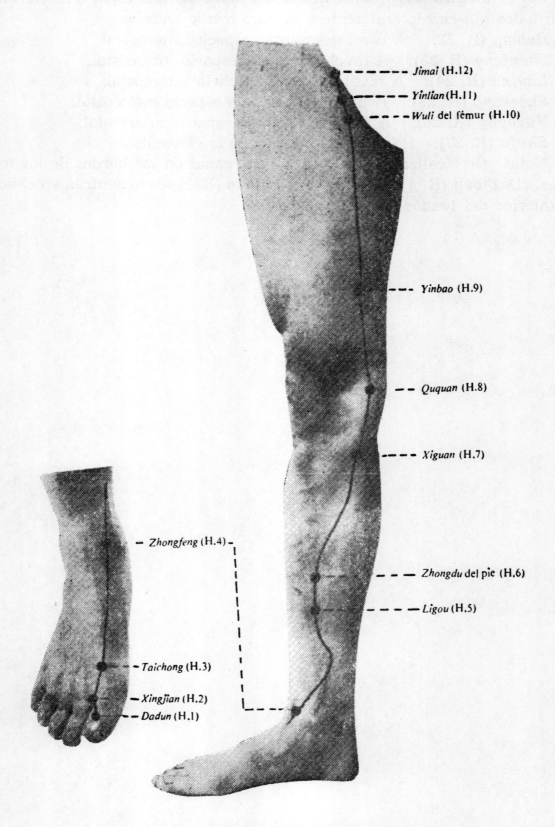

Jimai (H.12)

Yinlian (H.11)

Wuli del fémur (H.10)

Yinbao (H.9)

Ququan (H.8)

Xiguan (H.7)

Zhongfeng (H.4)

Zhongdu del pie (H.6)

Ligou (H.5)

Taichong (H.3)

Xingjian (H.2)

Dadun (H.1)

FIG. 40a CANAL DEL HIGADO *JUEYIN* DEL PIE

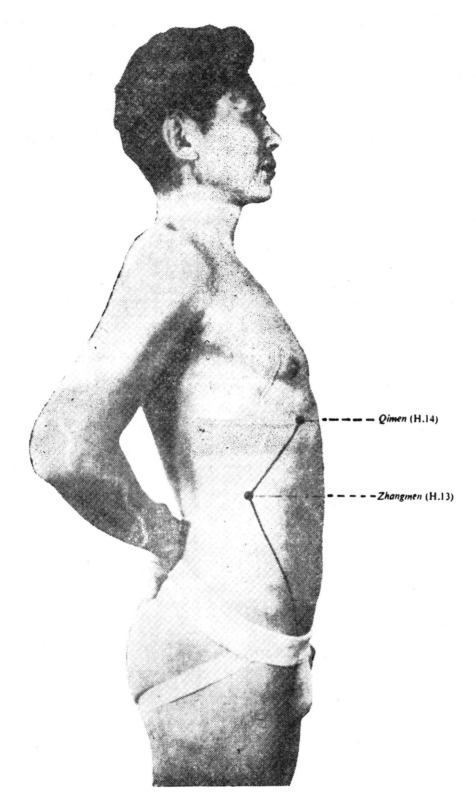

— *Qimen* (H.14)

— *Zhangmen* (H.13)

FIG. 40b CANAL DEL HIGADO *JUEYIN* **DEL PIE**

Dadun (H. 1): Está en la cuarta parte de la uña lateralmente al ángulo ungueal del dedo gordo del pie.

Xingjian (H. 2): En la parte anterior a la articulación metatarsofalángica, entre el primero y segundo dedo del pie.

Taichong (H. 3): En la parte posterior a la articulación metatarsofalángica, entre el primero y el segundo hueso metatarsiano.

Zhongfeng (H. 4): En el lado interno del tendón del m. extensor propio del dedo gordo (extensor propius hallucis), a nivel de la prominencia del maléolo interno.

Ligou (H. 5): A 5 *cun* por encima de la prominencia del maléolo interno, en el lado interno de la tibia.

Zhongdu del pie (H. 6): A 7 *cun* por encima de la prominencia del maléolo interno, en el lado interno de la tibia.

Xiguan (H. 7): A un *cun* posteroinferior al cóndilo interno de la tibia, en el lado del hueso.

Ququan (H. 8): En la depresión que se encuentra entre el borde superior del epicóndilo interno del fémur y el m. semimembranoso.

Yinbao (H. 9): A 4 *cun* por arriba del punto *ququan* (H. 8), en el borde del m. vasto interno (vastus medialis).

Wuli del fémur (H. 10): A 2 *cun* por debajo de *jimai* (H. 12).

Yinlian (H. 11): A un *cun* por debajo de *jimai* (H. 12).

Jimai (H. 12): A 2,5 *cun* lateralmente al punto medio del borde inferior de la sínfisis pubiana, en el surco inguinal.

Zhangmen (H. 13): En el extremo libre de la undécima costilla flotante.

Qimen (H. 14): A dos costillas por debajo del pezón, en el espacio intercostal.

Nota: Se localizan los puntos de este canal tomando la espina de la tibia como referencia. *Ligou* (H. 5) y *zhongdu* del pie (H. 6) se hallan en el lado interno de la espina tibial.

4. RECAPITULACION

(1) Región del pie: Se toma la planta y el ángulo ungueal como referencia en la localización de los puntos.

Yongquan (R. 1): Está en la planta.

Yinbai (B. 1): Está en la parte posterior al ángulo ungueal, en el lado interno del dedo gordo del pie.

Dadun (H. 1): Está en la cuarta parte de la uña lateralmente al ángulo ungueal del dedo gordo del pie. (Fig. 41)

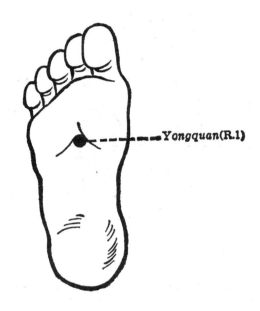

FIG. 41a PLANTA DEL PIE

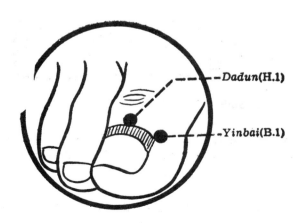

FIG. 41b EN LA RAIZ DEL ANGULO UNGUEAL

(2)   Región de las articulaciones metatarsofalángicas: Se localizan los puntos en la parte anterior o posterior a las articulaciones metatarsofalángicas.

En el canal del bazo: *Dadu* (B. 2) y *taibai* (B. 3).

En el canal del hígado: *Xingjian* (H. 2) y *taichong* (H. 3). (Fig. 42)

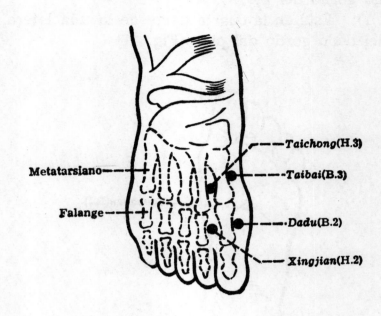

FIG. 42a LOCALIZACION DE PUNTOS EN LA PARTE ANTERIOR O POSTERIOR DE LA ARTICULACION METATARSOFALANGICA

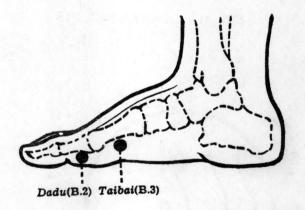

FIG. 42b LOCALIZACION DE PUNTOS EN LA PARTE ANTERIOR O POSTERIOR DE LA ARTICULACION METATARSOFALANGICA

(3)   Región del maléolo: Se localizan los puntos en la parte superior, inferior, anterior o posterior a la prominencia del maléolo.

Sanyinjiao (B. 6):   A 3 *cun* por arriba de la prominencia del maléolo interno, en el borde posterior de la tibia.

Zhaohai (R. 6):   Directamente por debajo de la prominencia del maléolo interno, a 0,4 *cun* por debajo del borde inferior del maléolo interno.

Zhongfeng (H. 4):   En la parte anterior a la prominencia del maléolo interno y, *taixi* (R. 3), en la parte posterior de la prominencia del maléolo interno. (Fig. 43)

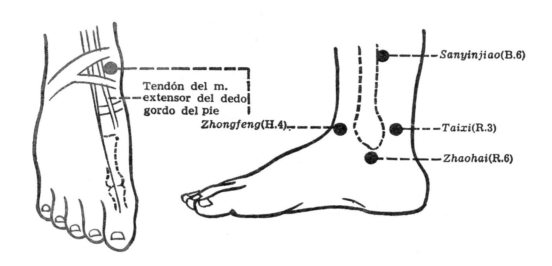

FIG. 43a-b PUNTOS ANTERIOR, POSTERIOR, SUPERIOR E INFERIOR AL MALEOLO

(4)   Región de las piernas: Los puntos se localizan en el borde de la tibia, en el hueso y en los bordes de los tendones.

Sanyinjiao (B. 6) y *yinlingquan* (B. 9) están en el borde posterointerno de la tibia.

Ligou (H. 5) y *zhongdu* del pie (H. 6) están en el lado interno de la tibia.

Fuliu (R. 7) y *zhubin* (R. 9) están en la parte anterior al tendón del calcáneo. (Fig. 44)

(5)   Región de las articulaciones de las rodillas: Se localizan los puntos en la parte superior, inferior o posterior al cóndilo.

Yinlingquan (B. 9) está en el borde inferior del cóndilo interno de la tibia; a un *cun* posterior a *yinlingquan* (B. 9) se halla *xiguan* (H. 7). *Yingu* (R. 10) está entre los dos tendones (del m. semitendinoso y el m. semimembranoso).

Ququan (H. 8) está en el borde superior del epicóndilo interno del fémur. (Fig. 45)

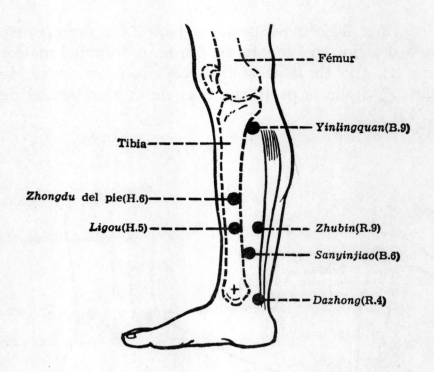

FIG. 44 LOCALIZACION DE PUNTOS EN EL BORDE DE LA TIBIA O EN SU SUPERFICIE O EN LOS BORDES DEL TENDON DE AQUILES

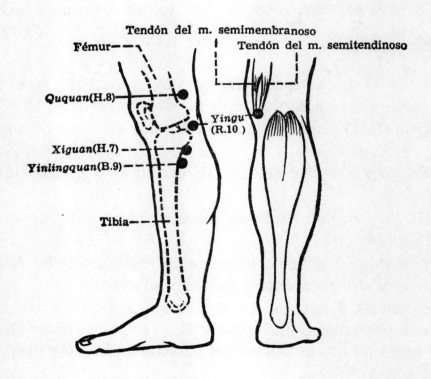

FIG. 45 LOCALIZACION DE PUNTOS EN LA PARTE SUPERIOR, INFERIOR O POSTERIOR DEL CONDILO

V. METODO DE LOCALIZACION DE LOS PUNTOS DEL CANAL DU

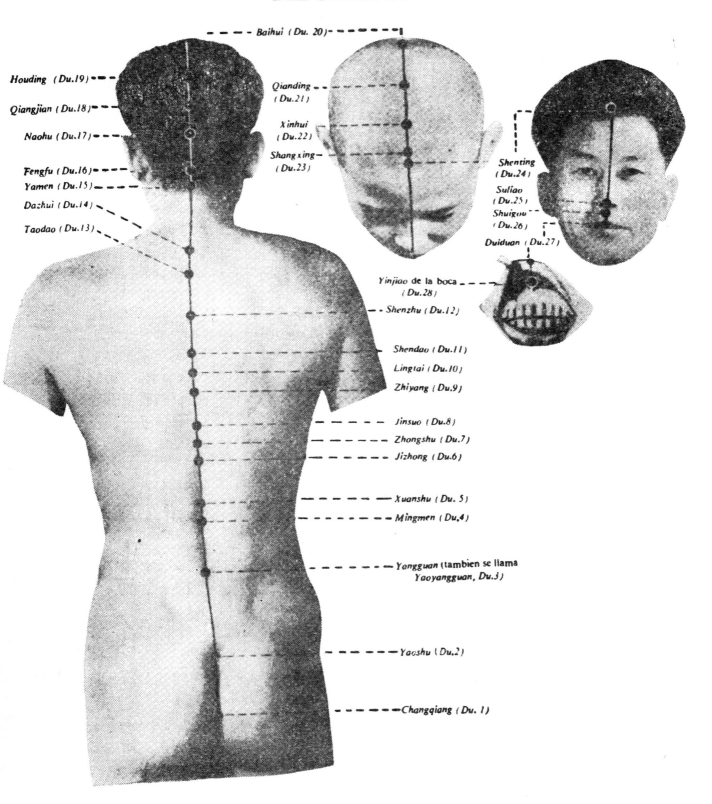

FIG. 46 CANAL *DU*

Changqiang (*Du.* 1):   Está entre el extremo del hueso cóccix y el ano.

Yaoshu (*Du.* 2):   En el hiato-sacro.

Se localizan los puntos del Canal *Du* que se hallan en la region de la espalda y en la región lumbosacra por debajo de la apófisis espinosa entre cada dos apófisis a excepción de la segunda, cuarta, octava, duodécima y decimoquinta.

Yaoyangguan (*Du.* 3):   Entre la decimosexta y decimoséptima apófisis espinosa.

Mingmen (*Du.* 4):   Entre la decimocuarta y decimoquinta apófisis espinosa.

Xuanshu (*Du.* 5):   Entre la decimotercera y decimocuarta apófisis espinosa.

Jizhong (*Du.* 6):   Entre la decimoprimera y decimosegunda apófisis espinosa.

Zhongshu (*Du.* 7):   Entre la décima y decimoprimera apófisis espinosa.

Jinsuo (*Du.* 8):   Entre la novena y décima apófisis espinosa.

Zhiyang (*Du.* 9):   Entre la séptima y la octava apófisis espinosa.

Lingtai (*Du.* 10):   Entre la sexta y la séptima apófisis espinosa.

Shendao (*Du.* 11):   Entre la quinta y la sexta apófisis espinosa.

Shenzhu (*Du.* 12):   Entre la tercera y la cuarta apófisis espinosa.

Taodao (*Du.* 13):   Entre la primera y la segunda apófisis espinosa.

Dazhui (*Du.* 14):   Entre la apófisis espinosa de la séptima cervical y la apófisis espinosa de la primera vértebra torácica.

Yamen (*Du.* 15):   A 0,5 *cun* posterior al punto medio de la línea posterior del cabello.

Fengfu (*Du.* 16):   A un *cun* posterior al punto medio de la línea posterior del cabello.

Naohu (*Du.* 17):   En la depresión que se encuentra en el borde superior de la protuberancia occipital.

Qiangjian (*Du.* 18):   A 1,5 *cun* por arriba de *naohu* (*Du.* 17).

Houding (*Du.* 19):   A 1,5 *cun* posterior al punto *baihui* (*Du.* 20).

Baihui (*Du.* 20):   Entre el punto medio de la línea que une los dos ápices auriculares, con las orejas dobladas y la línea media de la cabeza.

Qianding (*Du.* 21):   A 1,5 *cun* anterior a *baihui* (*Du.* 20).

Xinhui (*Du.* 22):   A 3 *cun* anterior a *baihui* (*Du.* 20).

Shangxing (*Du.* 23):   A un *cun* posterior a la línea anterior del nacimiento del cabello, en la línea media de la cabeza.

Shenting (*Du.* 24):   A 0,5 *cun* posterior a la línea anterior del nacimiento del cabello, en la línea media de la cabeza.

Suliao (*Du.* 25):   En la punta de la nariz.

Renzhong (Du. 26):   A un tercio de la parte superior del surco naso-labial.

Duiduan (Du. 27):   En el tubérculo interno del labio superior, en la unión del filtro y el labio superior.

Yinjiao (Du. 28):   En el frenillo del labio superior.

VI. METODO DE LOCALIZACION DE LOS PUNTOS
DEL CANAL REN

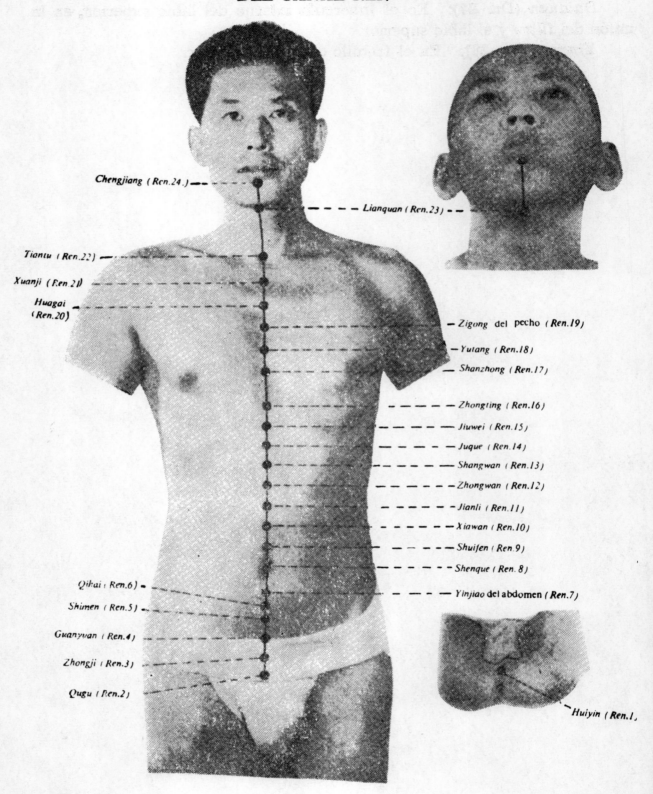

Chengjiang (Ren.24.)

Lianquan (Ren.23)

Tiantu (Ren.22)

Xuanji (Ren.21)

Huagai (Ren.20)

Zigong del pecho (Ren.19)

Yutang (Ren.18)

Shanzhong (Ren.17)

Zhongting (Ren.16)

Jiuwei (Ren.15)

Juque (Ren.14)

Shangwan (Ren.13)

Zhongwan (Ren.12)

Jianli (Ren.11)

Xiawan (Ren.10)

Shuifen (Ren.9)

Shenque (Ren.8)

Qihai (Ren.6)

Yinjiao del abdomen (Ren.7)

Shimen (Ren.5)

Guanyuan (Ren.4)

Zhongji (Ren.3)

Qugu (Ren.2)

Huiyin (Ren.1)

FIG. 47 CANAL REN

Huiyin (Ren. 1): Está entre el ano y la raíz posterior del escroto en los hombres; entre el ano y la comisura posterior del labio de la vulva en las mujeres.

La distancia entre el ombligo y el borde superior de la sínfisis pubiana es de 5 *cun*.

En la región hipogástrica, la distancia entre cada dos puntos que se hallan en la línea media abdominal es de un *cun*, a excepción del punto *qihai (Ren. 6)* que está a 1,5 *cun* por debajo del ombligo.

Qugu (Ren. 2): En el borde superior de la sínfisis pubiana.

Zhongji (Ren. 3): A un *cun* por encima de *qugu (Ren. 2)*.

Guanyuan (Ren. 4): A un *cun* por encima de *zhongji (Ren. 3)*.

Shimen (Ren. 5): A un *cun* por encima de *guanyuan (Ren. 4)*.

Qihai (Ren. 6): A 0,5 *cun* por encima de *shimen (Ren. 5)*.

Yinjiao del abdomen *(Ren. 7):* A 0,5 *cun* por encima de *qihai (Ren. 6)*, a un *cun* por encima de *shimen (Ren. 5)*.

Shenque (Ren. 8): En el centro del ombligo.

La distancia entre *shenque (Ren. 8)* y el borde inferior del cuerpo esternal (apófisis xifoides) es de 8 *cun*.

En la región epigástrica se hallan en total ocho puntos. Todos están en la línea media, y la distancia entre cada dos es de un *cun*. Los ocho puntos son, de abajo arriba:

Shuifen (Ren. 9): A un *cun* por arriba de *shenque (Ren. 8)*.

Xiawan (Ren. 10): A un *cun* por encima de *shuifen (Ren. 9)*.

Jianli (Ren. 11): A un *cun* por encima de *xiawan (Ren. 10)*.

Zhongwan (Ren. 12): A un *cun* por encima de *jianli (Ren. 11)*, a 4 *cun* por encima del ombligo.

Shangwan (Ren. 13): A un *cun* por encima de *zhongwan (Ren. 12)*.

Juque (Ren. 14): A un *cun* por encima de *shangwan (Ren. 13)*.

Jiuwei (Ren. 15): A un *cun* por encima de *juque (Ren. 14)*.

Zhongting (Ren. 16): A un *cun* por encima de *jiuwei (Ren. 15)*, en el borde inferior del esternón.

En la región torácica se hallan en total seis puntos, todos en la línea media torácica. La distancia entre cada dos es de una costilla. Son, de abajo arriba:

Shanzhong (Ren. 17): A nivel del cuarto espacio intercostal, entre los pezones.

Yutang (Ren. 18): A una costilla de *shanzhong (Ren. 17)*.

Zigong del pecho *(Ren. 19):* A una costilla de *yutang (Ren. 18)*.

Huagai (Ren. 20): A una costilla de *zigong* del pecho *(Ren. 19)*.

Xuanji (*Ren.* 21):   A una costilla de *huagai* (*Ren.* 20).

Tiantu (*Ren.* 22):   En la depresión que se halla en el borde superior esternal.

Lianquan (*Ren.* 23):   **Entre el hueso hioides (bocado de Adán) y la mandíbula.**

Chengjiang (*Ren.* 24):   **En la concavidad debajo del labio inferior.**

VII. METODO DE LOCALIZACION DE LOS PUNTOS QUE SE HALLAN EN LA REGION DEL TRONCO

1.	En la región lumbo-dorsal: Se localizan los puntos en las líneas que están a 1,5 *cun* o a 3 *cun* lateralmente al espacio intervertebral.

Los puntos de la primera línea del canal de la vejiga están a 1,5 *cun* lateralmente al espacio intervertebral, los puntos de la segunda línea del canal de la vejiga están a 3 *cun* lateralmente al espacio intervertebral. (Fig. 48)

2.	En la región torácica: En la línea media torácica están los puntos del Canal *Ren*. En la línea a 2 *cun* lateralmente al Canal *Ren* se localizan los puntos del canal del riñón; a 4 *cun* lateralmente al Canal *Ren* se localizan los puntos del canal del estómago, y a 6 *cun* lateralmente al Canal *Ren*, se localizan los puntos del canal del pulmón y del bazo.

3.	En la región abdominal: En general, la distancia entre cada dos puntos es de un *cun*, a 0,5, 2 ó 4 *cun* lateralmente a la línea media.

En la línea media abdominal están los puntos del Canal *Ren*. A 0,5 *cun* lateralmente al Canal *Ren* están los puntos del canal del riñón; a 2 *cun* lateralmente al Canal *Ren*, los puntos del canal del estómago, y a 4 *cun* lateralmente al Canal *Ren*, los puntos del canal del bazo. (Fig. 49)

En una palabra, aunque existen muchos puntos en el cuerpo humano se los puede localizar perfectamente a condición de asimilar concienzudamente las instrucciones arriba dadas, de conocer bien las referencias anatómicas de la superficie del cuerpo humano, los canales a que pertenecen, las regiones donde se hallan estos puntos, compararlos y localizarlos.

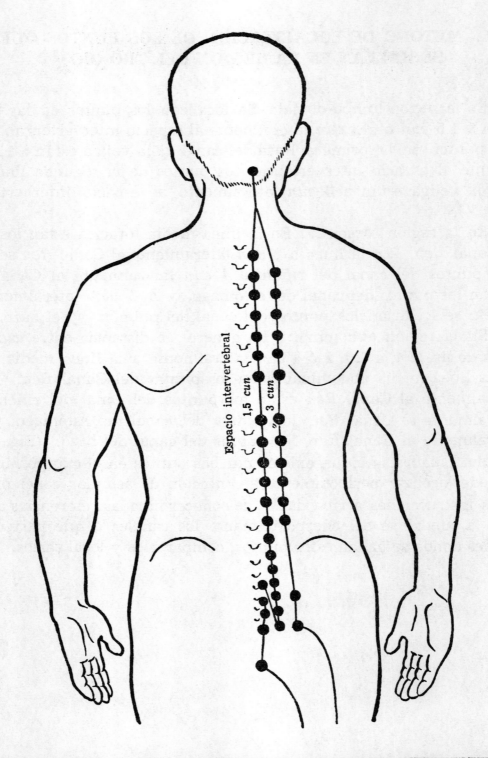

FIG. 48 A 1,5 *CUN* O 3 *CUN* LATERALMENTE AL ESPACIO INTERVERTEBRAL

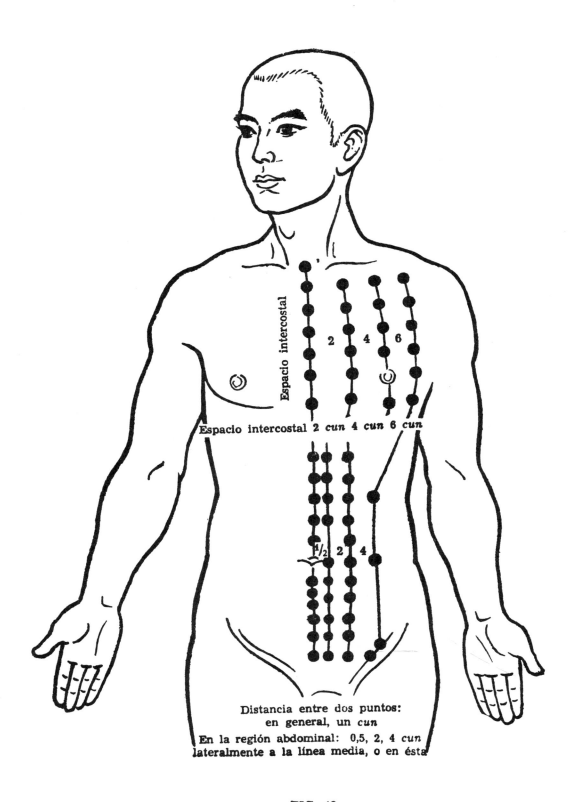

Espacio intercostal

Espacio intercostal 2 *cun* 4 *cun* 6 *cun*

Distancia entre dos puntos:
en general, un *cun*

En la región abdominal: 0,5, 2, 4 *cun*
lateralmente a la línea media, o en ésta

FIG. 49

INDICE

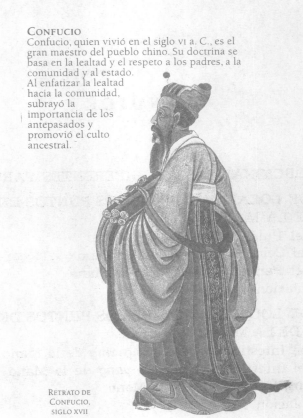

CONFUCIO

Confucio, quien vivió en el siglo VI a. C., es el
gran maestro del pueblo chino. Su doctrina se
basa en la lealtad y el respeto a los padres, a la
comunidad y al estado.
Al enfatizar la lealtad
hacia la comunidad,
subrayó la
importancia de los
antepasados y
promovió el culto
ancestral.

RETRATO DE
CONFUCIO,
SIGLO XVII

Localización de los Puntos Acupunturales,
se terminó de imprimir en **mayo de 2009.**